蒿园仙草

青蒿与青蒿素的前世今生

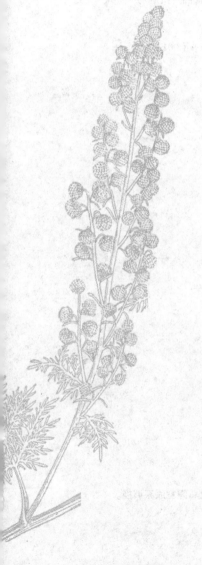

潘文　康开彪　著

山东人民出版社

全国百佳图书出版单位　国家一级出版社

图书在版编目（CIP）数据

药园仙草：青蒿与青蒿素的前世今生/潘文，康开彪著.
— 济南：山东人民出版社，2016.3（2019.6重印）
ISBN 978-7-209-09462-7

Ⅰ.①药… Ⅱ.①潘… ②康… Ⅲ.①青蒿—抗疟药—研究
Ⅳ.①R286 ②R978.61

中国版本图书馆CIP数据核字（2016）第001490号

药园仙草：青蒿与青蒿素的前世今生
潘文　康开彪　著

主管部门　　山东出版传媒股份有限公司
出版发行　　山东人民出版社
社　　址　　济南市英雄山路165号
邮　　编　　250002
电　　话　　总编室（0531）82098914
　　　　　　市场部（0531）82098027
网　　址　　http://www.sd-book.com.cn
印　　装　　三河市华东印刷有限公司
经　　销　　新华书店

规　　格　　16开（155mm×225mm）
印　　张　　14.5
字　　数　　210千字
版　　次　　2016年3月第1版
印　　次　　2019年6月第2次
ISBN 978-7-209-09462-7
定　　价　　36.00元
　　　　　　如有印装质量问题，请与出版社总编室联系调换。

目　录

序　言

　　2015 年 10 月 5 日，2015 年诺贝尔生理学或医学奖在瑞典斯德哥尔摩的卡罗琳斯卡医学院揭晓，中国药学家屠呦呦摘得桂冠。获奖理由是"青蒿素和双氢青蒿素，该研究挽救了全球特别是发展中国家的数百万人的生命"。

　　可是，谁又能想到挽救数百万人生命、享誉海内外的青蒿素，竟然是从一种"处处有之"的植物——黄花蒿茎叶中提取的。古人在探寻青蒿性能的路上，丝毫没有"浅尝辄止"。从东汉"主疥瘙痂痒，恶疮，杀虱，留热在骨节间，明目"的开掘，到唐代"大止血，生肉，止疼痛"的探索，再到宋代"治骨蒸劳热为最"的尝试，至明代"去湿热，消痰。治痰火嘈杂眩晕。利小便，凉血，止大肠风热下血，退五种劳热"的民间普及，直至清代"专解骨蒸劳热，尤能泄暑热之火，泄火热而不耗气血，用之以佐气血之药，大建奇功，可君可臣，而又可佐可使"的更为细致的医用，足见古人对青蒿的青睐和不俗的研究。

　　正是因为古人对青蒿功效的发掘和探索，青蒿才有了足够成长的空间和丰饶的土壤，最终被人们研用和推广。正是因为古人一点一滴的积累和一步一阶的艰难尝试，才有了今人了解青蒿丰博的文献基础，才有了屠呦呦的灵光一闪，才有了中国在诺贝尔医学奖的长河中掀起的那一丝波澜。

古人尚且如此，今人岂能自庸。从1967年中国疟疾研究协作"523项目"启动，到1971年取得中药青蒿素筛选的成功，到1972年屠呦呦和同事们勇敢地充当了首批志愿者在自己身上进行实验，再到1973年经临床研究取得与实验室一致的结果，期间历经了380多次鼠疟筛选和190次的实验失败，抗疟新药青蒿素才姗姗诞生。可见，今人探索所遇之艰辛，丝毫不比古人少。有幸，青蒿素被屠呦呦和她的团队研制成功了。

在拉斯克奖领奖台上，以及在诺奖宣布后接受采访时，屠呦呦都表示，这个荣誉不仅仅属于她个人，也属于中国科学家群体，并希望大家"不断探索和发展传统医药，给世界带来更多的药物"。然而，除了认可和肯定，屠呦呦的得奖也引发了很多质疑。其中包括屠呦呦在四十年前抗疟集体研究中的实质贡献，也包括青蒿素的发现是中医还是现代医学的胜利的争论，更包括对人才成长和创新的机制和体制的激烈争议。

其实，青蒿素的获奖不仅是对屠呦呦个人贡献的认可，更是对整个中国医学发展的认可。它的发现是一个漫长而复杂的过程，无法归因于某个个体或者某个团体的一己之力，在成功的路上，每一个因素都起到了关键的作用。

晋代葛洪《肘后备急方》中短短几十个字却传递着需要经过反复实践才能得出的结论，这些看似与人们通常讲的整体观念、辩证论题并无直接关系的经验表述，却也是实实在在的中医药学的重要组成部分。当然要发现这些经验的价值，还要有敏锐的眼光、独特的研究思路以及另辟蹊径的能力和勇气，再结合极具中国特色的体系化的中医药学实践，最后才能被普遍地尊重和认同。屠呦呦恰好抓住了以上偶然因素且有效地利用了它们，所以，站在诺奖领奖台上的只能是她，也必须是她。

关于中医和现代医学对青蒿素诺奖归属的争论，显得有些不够理智。从实际情况看，屠呦呦是从无数中药验方中获得青蒿素治疗疟疾的启示后，一点点排除谬误，通过现代化合物提取方法，成功提纯了青蒿的有效成分，最终发现青蒿素，因而，屠呦呦获得诺贝尔奖实至名归。但同时，在当时环境下疟疾的急需被攻克和消除，现代医疗技术水平的不断提升，雄厚研究资金的支持和明确的药物研制方向都为青蒿素的研究发现打下了坚实的基础。所以，青蒿素的发现也是中国整个医学界的重大发现和突破。

屠呦呦，作为中国首个获得诺贝尔医学奖的学者，既无院士头衔在身，又无博士称号，更无留洋经历，这就难免给中国科研评价体制和人才任用体制带来了一定的冲击。我们虽不赞同网上有关废除院士评定制度的偏激论，也不赞成职称评定体系中的"硬指标"全是"死角"的片面论，但这些制度本身存在的"弱踵"因素值得考量，评价体系中部分不合理的标准我们也不容忽视。由于观念、体制、机制等多种因素的制约，有些地方即便是有了屠呦呦式的科研精英，也不敢贸然任用，只能延续着一刀切式的系列管理办法。如20世纪90年代要进科研院所和高校，必须要有硕士学位；随着博士数量增多，如今又要求他们必须是重点院校毕业外加留洋经历。这看似公平的人才引进办法，却将部分优秀的人才拒之门外。因此，如何改进中国科研体制和人事制度，如何让扎实的本科教育成为学者今后从事学术研究的根基，这些都是我们今后急需解决的难题，也是屠呦呦获奖后衍生出来的特殊价值。

不管怎样，青蒿素获得诺奖，让中医学重拾自信，也让学术研究开拓出新天地，更让我们明白一点：开拓创新中国传统医学与现代医学相结合的特色道路，任重而道远。同时，我们还要清楚地认识到：诺贝尔奖项不是科研成果最高，甚至是唯一的评价尺度，只要为人类文明做出贡献，即使如袁隆平、王选等中国科技精英未获得诺贝尔奖，我们也一样尊重。

是为序，谨献给那些在中国医学发展道路上仍然披荆斩棘的人们。

上　篇
青蒿素前传

第一章　青蒿素前传：青蒿的故事

第一节　逐本溯源话青蒿

　　两千五百多年以前，在同一片天空下，曾经有那么一群人，身穿麻布，手提藤筥，在青草原野上嬉戏追逐，采摘野食。他们脸上洋溢着欢快的明媚笑容，一边放声歌唱，一边辛勤劳作。悠扬的歌声乘着九月的秋风飘入云端，吹向远方。

　　　　呦呦鹿鸣，食野之苹。我有嘉宾，鼓瑟吹笙。

　　　　吹笙鼓簧，承筐是将。人之好我，示我周行。

　　　　呦呦鹿鸣，食野之蒿。我有嘉宾，德音孔昭。

　　　　视民不恌，君子是则是效。

　　　　我有旨酒，嘉宾式燕以敖。

　　　　呦呦鹿鸣，食野之芩。我有嘉宾，鼓瑟鼓琴。

　　　　鼓瑟鼓琴，和乐且湛。

　　　　我有旨酒，以燕乐嘉宾之心。

时空轮换，斗转星移，物是人非，沧海亦可成桑田，这首曲子却在历史的洪流中保留了下来。无数的文人骚客曾反复咏唱，更不用说稚子幼童从小诵读，就连山人樵夫也会兴致勃勃地放声高歌……但很少有人去真正地探究，这首诗歌里所写的"蒿"，究竟是什么？

所谓"蒿"，古名又曰"菣"（qìn），在古代一般用来作为野菜食用。古时生产力低下，农业极度不发达，平民和奴隶能够用来充饥果腹的往往都是在野外采摘的各种野菜和果子，一年也难得闻到一次肉香。不过，即使是现在，在福建等地，依旧有山民在花期时节采摘青蒿煮着吃，或者直接掐一把用来泡凉茶喝。

蒿在古代也有招魂之意，蒿里便是人死魂归之地。据记载，在我国汉代时期，田横的一位门客为了悼念田横，曾作了两首挽歌，其中一首是《蒿里》，其歌辞曰："蒿里谁家地？聚敛魂魄无贤愚。鬼伯一何相催促，人命不得少踟蹰。"

但作为一种植物，蒿究竟具有植物学上的哪些习性形状呢？下面我们就来具体说说。

由于青蒿种类繁多，大约有几百个品种，因此不同的青蒿形状和习性并不相同。有些喜阴，则多生长在海边处和潮湿之地；有些则向阳，喜欢有充足的阳光照射，则一般生长在高山平原之上，故而不能一概而论。这里，我们仅就一般性的青蒿做一些植物学上的知识讲解。

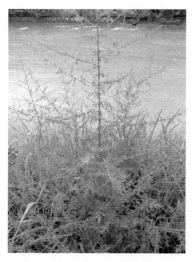

生长在水边的青蒿

春秋时的晏子曾云："蒿，草之高者也。"即是说，蒿是一种长得很高的草。一般而言，野生的青蒿可以长得很高，能高达40厘米到150厘米，而且是聚集生长，一眼望过去，茫茫的一片，如果成人置身其中，只能看到上半个身子。

作为一种一年生的草本植物，青蒿的生长期很长，一般在四个月左右，夏秋季节开花，花期时节即可以采摘食用或药用。而在青蒿生长期时，整株青蒿为一种嫩绿的颜色，接着转为深绿，等到了花期，青蒿会开出淡黄色的花苞，故而一般采摘之时，青蒿全株呈现黄绿相间的颜色，同时伴有浓烈的香气。

青蒿在不少地方会被一些山民砍来当成柴火烧，这是因为青蒿的茎秆是高而直的圆柱状，且光滑无毛。试想，半人高的青蒿直接砍倒晾干后再摞起来，不就正好是一堆柴火，冬日里用来烤火取暖最是适宜。

青蒿的茎秆可以泾渭分明地分成上部、中部和底部（基部），上部多出现分枝，叶片细小，一般只有一次羽裂，且无柄。而中部的叶则要大些，底部的叶片最大，主要是由小形半抱茎形成的假托叶。这两处的叶片长度在 5 — 15 厘米间，叶宽约为 2 — 5.5 厘米，且在每侧各有 4 到 6 枚不等的裂片。故而从下往上看，青蒿的整体形态就像一座尖角的塔一般，层层叠叠，一眼看去，表面呈现一种黄绿色或者棕黄色。走近细瞧，会发现具有清晰的纵棱线，如同脉络一般分明。用手触摸时，会有一种质硬的感觉，但实际却很脆，一掰就断，断面是黄白色的网状纤维，而透过折断的断面，可以清楚地发现断面中部有白色疏松状的髓。

青蒿叶互生，大多为暗绿色，或为棕绿色，在生长期时，中部的叶片大多伸展，是二回或者三回的羽状分裂，呈现一种线形或长椭圆形的裂片，还有些则是矩圆形裂片，而这些裂片则多为长三角形的栉齿，其他则为一些细小的线状针形，但都在顶端处呈一种尖锐状，甚至在两侧会出现 1 至 3 枚的裂齿，而在叶的中轴和裂片的羽轴之间则多呈锯齿状。叶柄为 0.5 — 1 厘米，叶的两项被短毛。

一般而言，由于阳光的直射，上面叶面会聚集较多的叶绿素，故而在上的叶面会显得更绿，下面的则浅淡很多，所

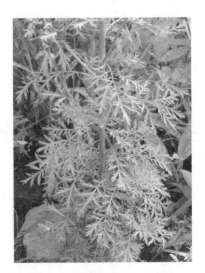

青蒿细节图

以，青蒿叶面的两面颜色深浅并不一样。同时，青蒿的叶片极易蜷缩卷起，然后可能就会直接碎裂，这也是为什么在采摘青蒿时大多都已不见青青葱葱的枝叶，而只剩下淡黄色的花朵仁立在枝头。

青蒿可以产生一种奇特的香气，或浓郁，或清淡。但就一般而言，气清香的青蒿较之一般的青蒿药用价值要高些。青蒿闻着虽香，但入口却微苦，俗话说"良药苦口利于病"，这对青蒿来说非常贴切。

青蒿因为自古代以来一直都是作为一种野菜来食用，故而苦涩的青蒿一直被人所忽视，直到后来发现其可入药，且效果不俗，这才开始慢慢地得到重视。

一般植物都是等到秋季时才会逐渐地凋落枝叶，但青蒿却不一样，只要到了花期时，青蒿茎秆中下部的叶便开始出现枯萎的情况，随后就片片零落，直至只留下花朵傲立枝头。

青蒿开花时，头状花序非常多，呈现出球形，一般直径在1.5－2毫米，但也有些在3.5－4毫米间，不过，均在尾端处有短梗，微下垂。在青蒿的底部，有线形的小苞叶，并且在分枝上整齐地排成穗状花序式的总状花序。同时，还在茎上组成中等开展的圆锥花序。仔细观察，可以看到青蒿的总苞为球形，剥开花苞可以看到有2至4层的苞片，跟茎秆一样无毛，外部的苞片狭小，呈一种卵状的长条形，在背面可以看到绿色，其间点缀着白色的细点，边缘是一种宽膜。中层的总苞片一般较大，为一种宽卵形，边宽处同样为膜质。靠近内部的总苞片则或是膜质或是半膜质，不一而足，但在顶端处为圆球形。

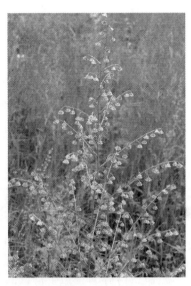

植物学上的青蒿

初开的小花均为管状，是一种淡淡的黄色，在边缘为雌性，雌花一般为 10 至 20 朵，花冠是一种狭长的管状，花柱直直地伸出花冠管的外部，随后出现两个叉端，然后在顶部的尖端处又出现分叉，同时，在檐部有两条裂齿。中央则为两性花，一般花朵数量在 30 朵到 40 朵间，孕育率要低于雌花，可能会出现不孕育的情况。与雌花一样，两性花的花冠也为管状，只是花药呈现一种线形，且在上端还有一个尖端的附属物，为长三角形，但底部却很是圆钝。两性花的花柱并没有如雌花一般都伸出管外，而是大多与花冠等长，或略长而已。不同于雌花的两次分叉，两性花只在顶端出现两叉，且叉端为截形，有睫毛。

但无论是雌性花还是两性花，都能结出果子。青蒿的花果期一般在 6 月到 9 月，果子为光滑的椭圆形或长圆形的红褐色瘦果，长度在 0.7 毫米左右，很是细小，不细看时，很容易就错过了。

青蒿在我国全国范围内都有生长，但主要产地为重庆酉阳，其他产区为陕西、吉林、浙江、湖南、福建、广西、河南、四川（东部）、陕西（南部）、山东、广东、江西、云南、安徽、湖北、河北（北部）、贵州、山西、江苏、上海等地。此外，在缅甸、日本、印度（北部）、朝鲜以及越南（北部）与尼泊尔也都有生长，是一种极为普遍的低廉价类的草药。青蒿含有一种挥发油和青蒿素等成分，不仅可以减温解热，而且还可以在夏天的时候帮助人们更高效地排汗。同时在对待一些湿热、更年期症状、结核病以及暑热等方面很有效果，尤其是在治疗疟疾方面，更是效果不俗。

而在所有的青蒿中，目前发现的具有较高医药价值的主要是菊科草本类的黄花蒿。

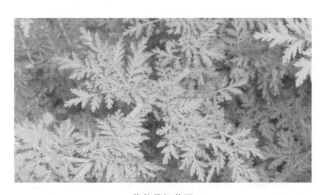

黄花蒿细节图

根据《中国药典》的记载，青蒿有草青蒿、蒿子、细叶蒿、臭青蒿、草蒿子、苦蒿、臭蒿、香蒿、香青蒿、细青蒿10种别称，而根据《中药大辞典》的记载，青蒿则有蒿（《诗经》）、菣

（《毛诗传》）、草蒿、方溃（《本经》），三庚草（《履巉岩本草》）、野兰蒿（《现代实用中药》）、黑蒿（《山东中药》）、白染艮（《闽东本草》）8种不同的别称。

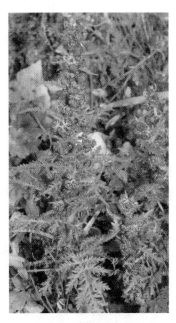

臭蒿

但在中国文人的眼里，"青蒿"的别名则又不同，如《尔雅》云："蒿，山蒜。"《说文》云："蒿，菣也。""菣，香蒿也。"三国时期陆玑云："蒿，青蒿也。荆豫之间、汝南、汝阴皆云菣也。"孙炎注云："荆楚之间，谓蒿为菣。是菣即青蒿，青蒿即草蒿。"晋代郭璞注云："今人呼青蒿香中炙啖者为菣。"

由于在入药方面，并不是所有的青蒿都可以作为医药使用，据《中药大辞典》中对可以入药的青蒿描述有：青蒿，一年生或二年生草本，高30－150厘米，全体平滑无毛。茎圆柱形，幼时青绿色，表面有细纵槽，下部稍木质化，上部叶腋间有分枝。叶互生；两回羽状全裂，第一回裂片椭圆形，第二回裂片线形，全缘，或每边一至三羽状浅裂，先端尖，质柔，两面平滑无毛，青绿色。头状花序排列成总状圆锥花序，每一头状花序侧生，稍下垂，直径约6毫米；总苞半球形，苞片三至四层，外层的苞片狭长，内层的卵圆形，边缘膜质；花托外围着生管状雌花，内仅雌蕊一枚，柱头两裂；内部多为两性花，绿黄色，花冠管状，雄蕊五枚，花丝细短，雌蕊一枚，花柱丝状，柱头两裂，呈叉状。瘦果矩圆形至椭圆形，微小，褐色。

故而大体上来说，普通青蒿和医药青蒿长势形态及性状大致相同，只是有细微的差别。但这细微的差别却可能会导致完全不同的后果，因此，如果是自己动手去采摘野生青蒿时，最好能仔细辨别，不要误采。虽然一般的青蒿无毒害作用，但如果是长期泡茶食用或用作其他，难免会产生一些对身体有毒性的物质。

第二节　中国古代历史上的神奇仙草

作为一株青色的小草，青蒿自古以来，除了在《诗经》的传唱中被人所熟知外，其在中国古典医学中同样占有着十分重要的地位。自古代医学伊始，在各式各样的医书中，有关青蒿的记载十分广泛。

青蒿入药最早见于马王堆出土的一份公元前168年的文物帛书《五十二病方》，在其248号方下明确地记载着："青蒿者，荆名曰萩，主疗痔疮。"
其中更是详细记载："【牝】痔
之入窍中寸，状类牛虮，三
□□然后而溃出血，不后上向
者方：取溺五斗，以煮青蒿
大把二，鲋鱼如手者七，冶
桂六寸，干姜二颗，十沸，抒
置瓮中，埋席下，为窍，以熏
痔，药寒而休。日三熏。""青
蒿者，荆名曰萩……"由此可
见，还在汉朝之时，青蒿便就
已经被用来作为治疗痔疮的
药物。

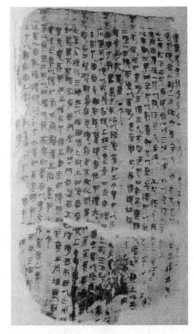

马王堆汉墓帛书《五十二病方》残片

但如果青蒿仅有这些功效的话，确实还不如用来煮野菜果腹让人熟知。即使到了南梁朝时，陶弘景亦有云："处处有之，即今青蒿。人亦取杂香菜食之。"可见，在古时，青蒿还是一种很受欢迎的野菜。

幸好，青蒿本身的功能并不仅限于此。在一代代医学人员的不懈努力和探究下，青蒿的功效越来越多地被发现。

到公元 2 至 3 世纪，即约东汉时期，青蒿在医学的使用上再次取得了突破。作为我国第一部医药学知识的系统总结，《神农本草经》（简称《本经》）首次对青蒿作了认真的细致区分。

首先，这本被誉为我国四大中医经典之一的医书将"草蒿"作为正式的名称使用，而将"青蒿"作为别名，其书中记载曰："草蒿，一名青蒿。"如此一来，医药上正式使用草蒿一名，也就避免了诸多别名使用不清的麻烦。其次，《神农本草经》虽然将青蒿列为下品，但却研发出了青蒿更为实用的医药价值，书中载曰："味苦寒，主疥搔、痂痒、恶创、杀虫、留热在骨节间，明目。一名青蒿，一名方溃，生川泽。"

古代，生活水平低下，尤其是长期在山间劳作的山民和奴隶，很容易出现瘙痒和恶疮的情况，而且卫生条件较差，身上出现虱子更是见怪不怪。古代看病，一般先巫后医，巫师尊贵，显然寻常人家无法请到，虽然到了东汉时期，不太流行这一套，但能请得起医师治病的也并不多，即使医师免费看病，抓药也是一笔不小的开销，因而青蒿的医药价值此时完全体现了出来，在某种程度上来说，可以算得上是为平头百姓量身定做的良药。

历史的车轮继续轰隆隆地往前轧过，走过煌煌的大汉，来到了东晋时期，青蒿再次迎来了一次属于自己的新发现。这次的发现在当时并没有引起太多人的注意，但在一千多年后却让青蒿一举成名，达到了荣誉的顶峰。

据史料记载，东晋时期出现了一位非常著名的医师，他就是葛洪。葛洪幼年时期家中贫困，13岁时丧父，每日只能上山砍柴贩卖以换取生计食物和学习用具。经常出入深山老林，让葛洪意识到了紧急医学的重要性。他苦心钻研医学，最

后从一百卷的《玉函方》中摘录出了8卷70篇汇编成一本小册子，命名为《肘后备急方》，意即可以放在肘后的口袋里随身携

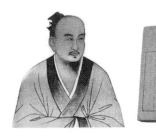

葛洪与《肘后备急方》

带的紧急救病方法。在这本册子里，他提到了一剂药方，曰："青蒿一握，以水二升渍，绞取汁，尽服之。"这是治寒热诸疟方的一种方法，同时也是历史上最早有关青蒿具抗疟疗效明确的记载。

此后，仿效葛洪的便捷用药，各朝各代也出现了不同的使用青蒿的方法，如宋《圣济总录》有"青蒿汤"，元《丹溪心法》有"截疟青蒿丸"，明《普济方》有"青蒿散""祛疟神应丸"等，均以青蒿复方配伍治疗疟疾。

五代时期，青蒿又开始被用来治痢疾。《日华子本草》中记载有："长毛发，发黑不老，兼去蒜发，心痛热黄，生捣汁服并敷之。泻痢，饭饮调末五钱匕。"

随着时间的推移，古人对于青蒿的认识越来越深入，不管是从性状上来说还是从医药方面来讲，青蒿早已褪去了最初的模样，用另一种姿态展示在了世人的眼前。后蜀时期的《蜀本草》中就记载有："《图经》云：青蒿叶似茵陈蒿而背不白，高四尺许，四月五月采苗，日干，江东人呼为丑蒿，为其臭似丑，

北人呼为青蒿。"这说明，不同种类的青蒿开始为人所熟知。

岁月无情，时间无涯，除了口耳相传或纸书上所记载的，也许青蒿曾经有更多的功效和品种为人所知晓，但这一切都已经无从查知。我们现在所能了解到的，都只能从浩如烟海的医书典籍和史籍中获知一二。

因此，在经历过南北朝的板荡动乱与短暂的隋代后，中国开始进入了一个全新的鼎盛时期——唐朝，政局的稳定保证了国民生活的安定，也为医药研究资料的保存提供了良好的环境条件。青蒿再次被医学典籍记录在案。

在唐代，早期征战，是从兵马上取得天下，免不了金戈铁马，因此，士兵受些刀剑箭镞之伤实属司空见惯。但军队作战在外，即使有随军医生，由于条件有限，经常会发生伤病无药的情形，尤其是野外之时，如何最有效地抢救生命，是重中之重的问题。为此，不断有医生苦心钻研，希望能在治疗金疮刀伤等方面取得好的疗效。他们再次将目光聚焦到了青蒿上。功夫不负有心人，他们成功了。

据唐代苏敬所主编的《唐本草》记载："草蒿处处有之，即今青蒿，人亦取杂香菜食之……此蒿生挪敷金疮，大止血，生肉，齿疼痛良。"只需要采摘捣碎然后直接敷在伤口之上，不仅可以很快地就止住流血，避免伤势加重，而且还能促成新肉的生长，加速伤口的愈合。这也就罢了，青蒿生敷还能止痛，而且效果不俗。青蒿本就在我国生长范围极广，几乎在野外行军之时，总能有机会采摘到，这对救治伤兵实是大有助益。

因此，青蒿除了饥饿时可以直接煮一把吃，生病受伤还能当草药。可以试想一下，当一队行进中的队伍在野外短缺粮食时，如果眼前出现大片的青蒿，人们会不会欣喜若狂，尤其是还带有伤兵之时。可以说，青蒿不仅是寻常百姓的福音，在非常时期，也是军队的福音。

由于从《神农本草经》伊始，医药上一直都采用"草蒿"的正名，"青蒿"则逐渐少见。但从唐朝开始，情况发生了逆转，因为"青蒿"被正名了，这从《新修本草》"白蒿"条"白蒿叶粗于青蒿"可以推知。此后，宋代也沿袭了唐代的这一用法，如北宋时期苏颂主编的《图经本草》就是以"青蒿"为正名的本草书，其记载曰："春生苗，叶极细，嫩时

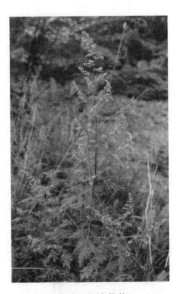

秋后开细淡黄花

人亦取，杂诸菜食之，至夏高四五尺，秋后开细淡黄花，花下便结子，如粟米大。……根、茎、子叶并入药用。"

同时期著名的科学家和政治家沈括也在《梦溪笔谈》中明确记载："青蒿一类，自有两种，有黄色者，有青色者，本草谓之青蒿，亦恐有别也。陕西绥、银之间有青蒿，在蒿丛之间，时有

一两株，迥然青色，土人谓之香蒿，茎叶与常蒿悉同，但常蒿色绿，此蒿色青翠，一如松桧之色至深。余蒿并黄，此蒿独青，气稍芬芳。恐古人所用，以此为胜。"但恐怕也正是这青、黄之色为后世的命名混乱埋下了隐患。

后来，北宋另有人发现青蒿其他形态，如寇宗奭在《本草衍义》中就有记载："草蒿今青蒿也，在处有之，得春最早，人剔以为蔬……有青色与深青色两种。"此外，还有《本草蒙筌》中记："按谚云，三月茵陈四月蒿，人每诵之，只疑两药一种，因分老嫩而异名也，殊不知叶虽近似，种却不同。"可见，青蒿的品种在古时已经开始逐渐地被人不断发现。

及至明代，李时珍在《本草纲目》谓："（青蒿）二月生苗，茎粗如指而肥软，茎叶色并深青。其叶微似茵陈，而面背俱青。其根白硬。七八月开细黄花颇香，结实大如麻子，中有细子。"其中还详细地记载了青蒿的各种别名，如方溃、草蒿、犹蒿和香蒿以及最早的古名蒇，并对青蒿的性状做了介绍，曰："苦寒无毒……治虚劳寒热、骨蒸、烦热、虚劳盗汗、疟疾寒热、赤白痢下、衄血……"

与此同时，李时珍在《本草纲目》中又另载一药"黄花蒿"，谓："（又名）臭蒿……此蒿与青蒿相似，但此蒿色绿带淡黄，气辛臭不可食，人家采以腌酱黄酒曲者是也。"此处的青蒿不再是之前散发着清香的青蒿，而是臭不可闻的青蒿，也即是医药价值最高的黄花蒿。

以上各医学典籍中虽没有明确地说明使用的青蒿究竟是哪个品种，但根据李时珍在《本草纲目》中的阐述，他认为《神农本草经》和《肘后备急方》中使用的青蒿是同一种，且都具有治"疟疾寒热"的功效。而这种青蒿，也正是他在《本草纲目》中所记载的青蒿。

此后，清朝的《温病条辨》和《本草备要》也都记载了青蒿具有截疟的药效。因此，根据各文献资料可知，传统青蒿具有很好的抗疟疗效，而且专属性比较强。依据这一点，可以将历代中有关青蒿的记载连贯起来，从而说明历史上传统的正品青蒿仅有一种，并且这同一种的正品青蒿都具有高强的抗疟功效。

第二章　青蒿治病鸣奇闻

青蒿治病，古来有之，中医更是明确它具有解暑、暑热、除蒸、黄疸、治温病、骨蒸劳热、疥疮、疟疾、痢疾、瘙痒等疗效。

翻开医学典籍，在那浩如烟海的药方中，总能觅得以青蒿入药而医病的药方，选取其中一些摘录如下：

1. 东晋时期葛洪——《肘后备急方》：

治金疮扑损：①青蒿捣封之。②青蒿、麻叶、石灰等分，捣和晒干，临时为末搽之。

2. 宋代官修方书——《太平圣惠方》：

青蒿丸：治骨蒸劳，体瘦、发渴、寒热：青蒿一斤（取叶曝干，捣罗为末），桃仁一斤（酒浸，去皮、尖，麸炒令黄。研烂），甘草15克（生，捣罗为末）。另以童子小便三斗，于瓷瓮中盛，于糠火上煎令如稀饧，却倾于铜器中，下诸药，又于糠火上煎，以柳木篦搅之，看稀稠得所，候可丸，即丸如梧桐子大，以粗疏布袋盛。每日空心温童子小便下三十丸，日晚再服。

3. 宋代官修方书——《太平圣惠方》：

治聤耳脓血出不止：青蒿捣末，绵裹纳耳中。

4. 宋徽宗时期医书——《圣济总录》：

青蒿丸：治疗虚劳、盗汗、烦热、口干：青蒿一斤取汁熬膏，入人参末、麦冬末各一两熬至可丸，丸如梧桐子大。每食后米饮下二十丸。

5. 宋徽宗时期医书——《圣济总录》：

蒿豉丹：治疗赤白痢下：青蒿、艾叶等分，同豆豉捣作饼，日干，每用一饼，以水一盏半煎服。

6. 宋徽宗时期医书——《圣济总录》：

治疗暑毒热痢：青蒿叶一两，甘草一钱，水煎服。

7. 宋代医著——《鸡峰普济方·青蒿煎》：

治劳瘦：青蒿（细锉）嫩者一升，以水三升，童子小便五升，同煎成膏，丸如梧桐子大。每服十丸，温酒下，不以时。

8. 元代李仲南——《永类钤方》：

治疗酒痔便血：青蒿（用叶不用茎，用茎不用叶）为末。粪前（便血用）冷水、粪后（便血用）水酒调服。

9. 明代李时珍——《本草纲目·青蒿酒》：

治疗虚劳久疟：青蒿捣汁煎过，如常酿酒饮。

10. 明代胡濙——《卫生易简方》：

治疗鼻中衄血：青蒿捣汁服之，并塞鼻中。

11. 清代吴瑭——《温病条辨·青蒿鳖甲汤》：

治疗温病夜热早凉，热退无汗，热自阴来者：青蒿二钱，鳖甲五钱，细生地四钱，知母二钱，丹皮三钱，水五杯，煮取二杯，日再服。

12. 清代俞根初——《通俗伤寒论·蒿芩清胆汤》：

治少阳三焦湿遏热郁，气机不畅，胸痞作呕，寒热如疟者：青蒿钱半至二钱，淡竹茹三钱，仙半夏钱半，赤茯苓三钱，青子芩钱半至三钱，生枳壳钱半，陈广皮钱半，碧玉散（包）三钱。水煎服。

13. 古代民间中医方剂著作——《仁存堂经验方》：

治温疟痰甚，但热不寒：青蒿二两（童子小便浸焙），黄丹半两，为末。每服二钱，白汤调下。

14. 内蒙古《中草药新医疗法资料选编》：

治阑尾炎、胃痛：青蒿、毕茇等量。先将青蒿焙黄，共捣成细末。早、午、晚饭前白开水冲服，每次两克。

15.《补缺肘后方》：

治疗蜂螫人：青蒿捣敷之。

16.《济急仙方》：

治牙齿肿痛：青蒿一握，煎水漱之。

由这些摘录可以看出，从暑热痢疾到牙龈肿痛都囊括其中，不一而足。这些方子，细细看来，虽不是治疗大病大痛，但无一不是对生活日常都有着举足轻重的影响。就以暑热来说，在古时，并不像现代一样有风扇、有空调，在炎热的夏天可以享受凉风的抚摸，以避免高温作业时出现中暑。古人是日出而作，日落而息，野外作业已经成为生活的一种常态，在三伏天发生中暑很是常见，故而，如果有一剂解暑的良方，便有可能成为救命治病的福音，青蒿恰恰就是这剂良药。此外，即使是在现代也是一大顽症的胃痛，青蒿同样具有良好的功效，一剂青蒿入药的方子就可以药到病除。

在翻阅这些药方的时候，也不得不感叹古人对于青蒿药性的认真研究。从西周战国到明清时期，上下几千年，一代代人的摸索和探究，终于逐步地解开了青蒿的神秘面纱，将它几乎完整地展现在了世人的面前。

在汉代以前，青蒿主要是用来作为治疗、杀虱、明目的药草。因为在当时，人民生活水平低下，更谈不上什么医疗水平，居住的环境虽然是青山绿水，没有现在所谓的大气污染、光污染等各种污染，但是最不缺的也是各种蚊虫叮咬，因此身上时常出现瘙痒。再加上古时根本不像现在一样有着完备的卫浴条件，虱子时常从头发里、衣服里跳出来晒太阳。据记载，就是到了魏晋南北朝时期，那些名人逸士身上都会有虱子蹦跶，可见，青蒿的"杀虱"作用真是十分有助益。

古代烛火是难得之物，一般百姓之家能不用则不用，都是天一擦黑就早早地摸着上床休息，如果是赶活则大多就着月光，在朦朦胧胧的月光下纳鞋底，补衣服……虽然看起来背景浪漫温馨，但长此以往，视力自然越来越差，古时又没有眼镜，很多人经常用眼过度就容易得白内障、青光眼。这时候，青蒿作为一味行之有效的草药就得到了大夫的重视，他们发现青蒿对明目有着良好的药效，便将青蒿入药，配成药方，用以治疗眼疾。

在寻常的时节，古人会在夏秋季节收割好青蒿，待其晾晒干之后，点燃以作熏蚊虫之用，这在现代就等同于蚊香或者驱蚊液等之物，效果显著且化学成分更少，对人体更无害，且燃烧时还会散发出一股淡淡的清香。因而，富贵人家用香料，普通人家有青蒿，一样可以清香空气。

从东晋开始，由葛洪在《肘后备急方》中首次提出了用青蒿治疗疟疾的药方后，青蒿的药效用途便开始得到了更为广泛的应用，可以说，葛洪在《肘后备急方》中记载的"青蒿一握，以水二升渍，绞取汁，尽服之"，短短15个字，开辟出了青蒿的一片新天地。

此后，青蒿就像草药中的新贵一样得到了古时大夫们的青睐。各种有关青蒿治疗疟疾、痢疾等方子纷纷涌现，单单就治疗疟疾而言，历代医学典籍和论著中就有许多。

唐朝时期编著的《外台秘要》卷中关于青蒿治疗疟疾部分就有如下记载：疗诸疟方（《肘后》），"青蒿一把上一味，以水一升渍，绞取汁，尽服之"。宋朝的《圣济总录》中有一味名为"常山饮"的药方，与前两者的方子有所不同，但一样可以用于治疗疟疾，记载如下："治瘅疟，但热不寒，烦渴不止方。常山（锉炒）半两、甘草（锉炒）一分、乌梅七枚（椎碎去核，焙）、青蒿（焙）一分。上四味，粗捣筛，即以小便一盏，水一盏，酒一盏，煎至一盏，去渣，当发日空心服。"

至此，青蒿不再是"单打独斗"的孤独勇士，而是和其他药材一起，被配成复方，制作成更多样化的汤药用以治病，如其中就有一味治疗疟疾的"青蒿汤"。其药方如下："治脾疟，寒热善呕多汗方。青蒿、附子（炮裂去皮脐）、桂（去粗皮）、厚朴（去粗皮姜汁炙）、甘草（炙）、陈橘皮（汤浸去白，焙）、半夏（为末姜汁和作饼，曝干）、麻黄（去根节）、草豆蔻（去皮）、白术各半两，藿香叶一两，上十一味，锉如麻豆。每服三钱匕，水一盏，生姜三片，枣一枚（擘破），煎七分，去渣，温服，日三，不拘时。"

有了汤药虽好，但毕竟保存和携带不便，为此，古人又开始钻研青蒿做成药后的其他形态。到了元朝，出现了用以治疗疟疾的青蒿丸，丸虽小，但功效大。于是，这种"青蒿截疟丸"开始取代一般的汤药流行使用起来。据《丹溪心法》中的记载有："截疟。青蒿半斤，冬瓜叶，官桂，马鞭草焙干为末，水丸胡椒大，每一两分四服，于当发之前一时服尽。"又云："青蒿一两，冬青叶二两，马鞭草二两，桂二两。"

等到了明朝，又出现了散。如明朝的《普济方》中有载："恒山散：治疟疾。真恒山、干青蒿、乌梅、赤芍药、甘草

（炙）上等分为末，每服五钱，水一盏半，煎至八分，去渣，露一宿，于发日五更服，如虚日温过。"清朝则用丸较多，这在《增补神效集》中可见，如其中有记载曰："青蒿丸，青蒿叶不拘多少，阴干为末，用稀面为丸，梧桐子大。晒干，瓷瓶收贮。采时宜五月五、六月六、七月七等日，每服三钱。一切疟疾：前一日下午无灰酒下，次早再服一次。"

总而言之，从汉到清，两千年的岁月中，青蒿入药的形态始终在发生着变化，这不仅是因为其药性不断地得到发现，同时也说明了青蒿作为一味中药，其药性的温和性，否则不可能和其他很多中药材一起配成复方并取得良好的药效。

青蒿治病也有不少的逸闻趣事，我们时常会在武侠小说中看到这样的场景：一些人在荒郊野外受了刀剑之伤或其他创伤的时候，采摘一些草药敷在伤口包扎，然后就会立即止血。这看起来很神奇，却是实实在在的事情，青蒿就有这样的药性功效。如在唐朝之时，经常有山民樵夫在山林中受伤，便就地取材，采摘青蒿捣碎就着汁液敷在伤口处，很快就能止血，伤势恢复很快。

宋代时期，青蒿是春食苗、冬用子、治骨蒸的菜蔬；明代时期，青蒿是治疟疾寒热虚劳等病的良药；到了清代，青蒿还治小儿黄疸及郁火不舒之症。

但最为人津津乐道的还是明代李时珍用青蒿治疗小儿急慢惊风一事。李时珍为此还曾作诗一首："一半朱砂一半雪，其功只在青蒿节。任教人死也还魂，服是需要生人血。"这里的"雪"应该就是汞粉，而"青蒿节"则指的是青蒿节间的蠹虫。据传，李时珍曾经用青蒿节间的蠹虫捣和汞粉、朱砂各五分，制作成丸，丸如粟粒大小，一岁一丸，配以乳汁（别名为生人血）服，这种方法对治疗小儿急慢惊风简直"效不失一"。

无独有偶，到了清康熙年间，在浙江秀水一带出了一个名医，名叫钱经纶，字颜矑。钱经纶医术高超，在当地很是受到尊敬爱戴，当地还流传着对他赞誉有加的诗，其中两句是："美誉千载留故里，丹心一片暖桑梓。"这说明钱经纶确实是位悬壶济世的好大夫。

钱经纶对医学研究很是透彻，经常可以治别人不能治的病症。有一年的冬天，大雪纷飞，如鹅毛般洋洋洒洒，覆盖大地。钱经纶正就着暖炉，怀抱医书认真细致地研读，忽然门外声响大作，有人在高声叫他。原来有个人生病了，已经请了方圆所有的大夫去看了一遍，但无奈还是没有发现症结所在。找不到病症，就无法根治，治疗也就无从谈起。就在众大夫束手无策之际，有人想到了钱经纶，便派人急急地来请他过去，于是就有了先前的一幕。等钱经纶赶到的时候，众人纷纷让开道，以便钱经纶察看病情。

只见钱经纶趋步上前，先是把了把脉，发现病人是寒热交加，忽冷忽热，显出微微疑惑，然后沉下心神，仔细地观察辨证。这仔细一瞧，钱经纶便有发现，他对着屋子里的其他大夫说，这个病人乃是因为暑热而发病。这一说法立即吓到了所有的大夫，现在正值寒冬腊月，何来暑气？面对众大夫的质疑，钱经纶不慌不忙，他微笑着缓缓地说道："诸公不信，看我用药，保管药到病除。"

于是，就在众大夫翘首以盼的目光下，钱经纶开出了最简单的一副治暑热的药方。一味青蒿用以煎熬后给病人服下，病人立即痊愈，这让所有的人啧啧称奇，不得不惊叹钱经纶的医术高明，但这同时也说明了青蒿在治疗暑热上有显著功效。

中　篇
遭遇疟疾

第一章　关于那个"可怕的疾病"

作为一种能迅速传播的可以引发大规模瘟疫的传染病，疟疾的发病史可以说是一部血泪史。不仅在古老的东方，曾经掀起一波波死亡的浪潮，在西方，也曾经被当成死神的"镰刀"，收割了无数的生命。古希腊时期的亚历山大大帝、第一次成功攻占了罗马这座"永恒之城"的首领阿拉里克以及文艺复兴初期的意大利著名诗人但丁，都因疟疾而丧失生命……

追溯疟疾的发病史，那个"可怕的疾病"曾经在世界上的102个国家和地区肆虐流行。到了现代，据世界卫生组织（WHO）估计，居住在疟疾流行区的有20亿人口，集中区主要是在非洲、中、南美洲和东南亚的一些国家，这些国家和地区的恶性疟死亡率极高。

在非洲北部的阿尔及利亚、摩洛哥、埃及、利比亚和突尼斯5个国家，以间日疟为主，由于传疟按蚊得到较好控制，因此疟疾在这些国家已经得到很好的控制或消除。此外，疟疾消除的地区还有非洲东部、西南印度洋马斯克林群岛中的留尼汪岛。而西非的圣多美岛与佛得角的圣地亚哥和普林西比，东非的马达加斯加、奔巴岛、科摩罗群岛和桑给巴尔则依旧还是疟疾的流行区。

其他国家和地区，毛里求斯自 20 世纪 50 年代起就已控制了疟疾，偶有间日疟爆发。塞舌尔则从 1930 年至今已无疟疾病例的相关报道，大致可以确认目前当地已不存在传疟媒介。

因此，目前在世界上，约 80% 的疟疾病例都集中在 17 个国家，其中主要包括尼日利亚、印度尼西亚和刚果民主共和国等。而每年在全球爆发的疟疾病例在 3 亿至 5 亿例间，死亡人数据统计在 100 万人至 200 万人之间，死亡人群主要是非洲的儿童。

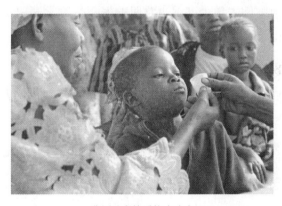

非洲儿童接受抗疟治疗

根据英国牛津大学流行病学家卡洛斯·戈尔拉在 2008 年公布的一份疟疾的最新最详尽的全球分布图，可以大致地了解目前疟疾的发病区域。如下图所示：

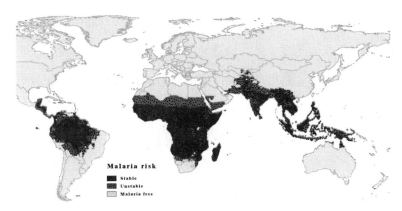

最新疟疾全球分布图，颜色越重风险越高

目前全世界大约有 10 亿人口居住在疟疾爆发的高风险地区，而除非洲以外，疟疾的感染率低于 5%，其中疟疾感染最为严重的地方是撒哈拉以南的非洲地区。

美国哈佛大学公共卫生学院的疟疾生物学家德安·威尔斯表示，这一分布图精确地显示了疟疾的发病区域，这在历史上是绝无仅有的。而这一结果同时也显示了疟疾研究领域正在不断地走向成熟，同时，它为将来成功进行疟疾防御提供了重要的基线。

那么，在现代医学上，究竟又是怎样认定疟疾的呢？

在现代医学中，经过好几代科学家的努力，终于使人们对于疟疾（我国民间俗称"打摆子"）有了一个明确的定义，并掌握了详尽的来龙去脉。对于疟疾的解释是这样的：疟疾是经按蚊叮咬或输入带疟原虫者的血液而感染疟原虫所引起的虫媒传染病。寄生于人体的疟原虫共有 4 种，即间日疟原虫、三日疟原虫、恶性疟原虫和卵形疟原虫。不同的疟原虫分别引起间日疟、三日疟、恶性疟及卵圆疟。本病主要表现为周期性规律发作，全身发冷、发热、多汗，长期多次发作后，可引起贫血和脾肿大。

　　造成疟疾的罪魁祸首主要是疟原虫，疟原虫属于疟原虫科、真球虫目和疟原虫属，是疟疾的病原体。疟原虫的种类非常多，而且宿主特异性很强，这种虫在两栖类、鸟类、爬行类和哺乳动物等身上均有存在，且生物特性都有所不同。

　　根据现代医学上对疟原虫的形态解释，可以表述如下：其基本结构包括细胞核、细胞质和胞膜，在环状体以后各期尚有消化分解血红蛋白后的最终产物——疟色素。血片经姬氏或瑞氏染液染色后，核呈紫红色，胞质为天蓝至深蓝色，疟色素呈棕黄色、棕褐色或黑褐色。下图为一张在显微镜下的疟原虫的成体：

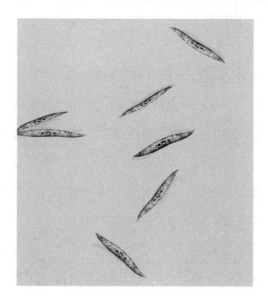

疟原虫是一种非常聪明同时又很智能的原生动物，它的生长分为两个阶段，在进入人体红细胞之前的红细胞外期和进入红细胞之后迅速发育的红细胞内期。它们非常善于利用宿主完成自己的发育和繁殖过程，寄生于人体的4种疟原虫生活史基本相同，需要人和"按蚊"两个宿主。在人体内先后寄生于肝细胞和红细胞内，随后就紧接着进行裂体增殖（schizogony）过程。当疟原虫在红细胞内时，除了进行裂体增殖外，部分的裂殖子将会形成配子体，从而开始进入有性生殖的初期发育阶段。而在蚊体内时，则会完成配子生殖（gametogony）过程，继而由此进行孢子增殖（sporogony）过程。

当疟原虫在人体内时，如上所述，会分别寄宿在人体肝细胞和红细胞内，并因此而分别进行发育中的两个阶段。第一阶段我们就先来说说红细胞外期（exo-erythrocytic cycle，简称红外期），这个阶段主要是通过雌性的按蚊来进行传播。

当你夏夜在阳台上惬意地乘凉时，冷不丁地被雌性按蚊叮咬了一口，如果这只雌性按蚊的唾腺中恰好带有成熟子孢子（sporozoite）的时候，那你得注意了，子孢子会随着雌性按蚊的唾液进入你的体内，大约经30分钟后，子孢子就会随着血流一路侵入你的肝细胞，并会摄取抢夺肝细胞内的营养从而进行发育并裂体增殖，最终形成红细胞外期裂殖体。

一般说来，成熟的红细胞外期裂殖体内大概含有数以万计的裂殖子，这些裂殖子在胀破肝细胞后会被直接释放出来，一部分裂殖子会被人体的"卫士细胞"——巨噬细胞所吞噬，剩下的部分则会成功地侵入到人体的红细胞内，并开始在红细胞内扎根居住起来，然后进行自身的发育。

通常而言，间日疟原虫大概需要8天的时间来完成红细胞外期的发育，而恶性疟原虫约是6天，三日疟原虫则是11天至12天之间，卵形疟原虫是9天。

接下来我们再来说说第二个阶段，即红细胞内期（erythrocytic cycle，简称红内期），这是一个后续的过程。

我们知道，在经过红细胞外期后，裂殖子会被从肝细胞中释放出来，并通过血流而侵入红细胞内。那么这些裂殖子究竟是怎样进入红细胞内，并完成第二阶段的发育呢？

大致说来如下：裂殖子会通过自身的特异部位来识别和附着于红细胞膜表面受体——红细胞广泛性变形，从而让红细胞膜在环绕裂殖子处形成一处凹入的纳虫空泡——裂殖子入侵完成后纳虫空泡密封。于是，在入侵过程中，裂殖子的细胞表被脱落于红细胞中。

这些侵入红细胞的裂殖子会首先在红细胞内形成一个环状体，牢牢地在红细胞内安营扎寨，然后肆无忌惮地抢夺摄取红细胞内供输的营养物质，用以自身的生长发育，于是，在吃好喝好后，这些裂殖子便经大滋养体、未成熟裂殖体，最终形成含有一定数量裂殖子的成熟裂殖体。

当时机成熟后，这些被侵入的红细胞就会破裂，接着裂殖子被释放出来。与第一个阶段相似，其中的一部分会同样被巨噬细胞吞噬，剩下的一部分则再伺机侵入人体其他的正常红细胞内，并不断地重复其红细胞内期的裂体增殖过程。

总体而言，要完成一代红细胞内期裂体增殖，间日疟原虫和卵形疟原虫所需的时间大概是 48 小时，而恶性疟原虫所需时间在 36 到 48 小时，至于三日疟原虫则要 72 小时。同时，这 4 种疟原虫寄生于红细胞的不同发育期。一般说来，间日疟原虫和卵形疟原虫主要是寄生在网织红细胞内，而三日疟原虫大多是寄生在较衰老的红细胞内，至于恶性疟原虫则随意多了，各发育期的红细胞均可寄生。

恶性疟原虫与其他疟原虫不同的一个特性是，恶性疟原虫的早期滋养体会在外周血液中先经过十几小时的发育，然后渐渐隐匿于人体微血管和血窦或其他血流缓慢处，最终再在这些地方继续发育成晚期滋养体及裂殖体。一般说来，这两个时期在外周血液中不易见到。

当疟原虫在人体内经过几代红细胞内期裂体增殖后，开始发生变化，这些侵入红细胞的裂殖子将不再进行裂体增殖，因为它们到了要繁殖后代的时候了。于是，这些成熟的裂殖子就会发育成雌、雄配子体，只有经过这一步，疟原虫才能进行后代的繁殖，源源不断地产生下一代。

恶性疟原虫的配子体发育的地方主要在肝、脾和骨髓等器官的血窦或微血管里，一旦它们成熟后，就会招摇出现在人体的外周血液中，这个时间是在无性体出现后的 7 到 10 天。

这个时候，又一个关键问题出现了。不同于之前雌性按蚊的输入，疟原虫的配子体现在需要输出，因为配子体无法在人体内发育，只能在蚊胃中进行，否则在人体内经 30 天到 60 天后就会衰老变性而被人体清除掉。

因此，这个时候，当有蚊子冷不丁地叮咬了你一下，一旦叮咬成功，则有可能是配子体正顺着你的血液然后被输送到了蚊胃内。

至此，疟原虫在完成了一趟"惊险旅行"后，将无数的裂殖子散播在你的肝细胞和红细胞内，成为你"打摆子"的根源。然后它们拍拍屁股就走人了，重新回到了蚊胃里，为制造下一代做准备。

那些回到蚊胃内的配子体将会进行生物学上另一种形态上的变化。在蚊胃内，雄配子体核将分裂成 4 到 8 块，胞质也会向外伸出 4 到 8 条细丝；一小段时间后，每一小块胞核会分别进入到一条细丝中，而这些细丝则会脱离母体，并最终在蚊胃中成功形成雄配子（male gamete）。雄配子体一旦形成就不会再安分，而是会在蚊胃中不断地游动，寻觅雌配子（female gamete），一旦两者相遇，雄配子就会钻进雌配子体内，最终，受精成功后形成合子（zygote）。等一段时间后，合子就会变长，然后可以自由移动时就成为动合子（ookinete）。

动合子一样不是安分的主，它会寻机在蚊胃内不停地动来动去，最后成功地穿过胃壁上皮细胞或其间隙，这个时候，就会在蚊胃基底膜下形成一个圆球形的卵囊（oocyst）。这个卵囊就好像摇篮一样，在其中孕育着孢子，因为随着卵囊的长大，囊内的核和胞质在经过反复分裂后就会进行孢子增殖，最终会从成孢子细胞（sporoblasy）表面芽生子孢子，然后将会形成数以万计的子孢子（sporozoite）。而这些子孢子在卵囊破裂后会被释放出来或直接从囊壁钻出，并经血淋巴集中于按蚊的涎腺，发育为成熟子孢子。

大致说来，在最适条件下，疟原虫在按蚊体内发育成熟所需时间因种类不同而有所不同。时间最长的是三日疟原虫，为25天到28天，其次是卵形疟原虫，约为16天，接着是恶性疟原虫，在10到12天，最后是间日疟原虫，一般在9到10天。从侵入人体肝细胞中的繁殖子到进入红细胞完成第二阶段发育，即成为成熟繁殖体，再返回蚊胃成为动合子，这是一个繁殖与破坏的过程。

这整个过程用图来表示的话，就是如下图所示：

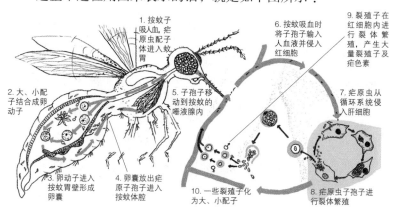

于是，在经过蚊胃内的发育后，循环再次开启。这些成熟的子孢子经雌性按蚊的唾液进入人体血液中后，开始下一趟的"强盗旅行"。

第二章　从未知到清晰：可怕疾病的真面目

第一节　神秘的古老东方对疟疾的认识

现代医学介入以前，在中国传统中医领域，对于疟疾的认识可以追溯至几千年前。

"疟"字，远在殷墟甲骨文中已有相关记载。而作为一种极易扩散的传染病，疟疾在古代医籍中的记载更是详尽。现存最早的中医理论著作，成书于先秦时期的《黄帝内经》中已有对疟疾的详细记载。在《素问》中更有《疟论》《刺疟篇》等相关专篇，对疟疾的病因、症状、病机、针灸治法等作了系统而详细的讨论。如《素问·疟论》中写道："此皆得之夏伤于暑，热气盛，藏于皮肤之内，肠胃之外，此荣气之所食也。""疟气者，必更盛更虚，当气之所在也，病在阳，则热而脉躁；在阴，则寒而脉静；极则阴阳俱衰，卫气相离，故病得休；卫气集，则复病也。""夫疟者之寒，汤火不能温也，及其热，冰水不能寒也。"《金匮要略·疟病脉证并治》："结为症瘕，名曰疟母，急治之，宜鳖甲煎丸。"《肘后备急方·治寒热诸疟方》："青蒿一握，以水二升渍，绞取汁，尽服之。"

《灵枢·岁露论》中也说："夫风之与疟也，相与同类……风气留其处，疟气随经络沉以内搏，故卫气应乃作也。"

明代张景岳所著《景岳全书·疟疾》则从引发疟疾的社会生活环境角度做了详细的分析，书中原文记载说："凡往来岭南之人及宦而至者，无不病瘴而至危殆者也。土人生长其间，与水土之气相习，外人入南必一病，但有轻重之异耳。若久而与之俱化，则免矣。"依照张景岳的说法，因为岭南的瘴气，凡是从外地来往岭南的人，都会因为水土不服导致身体虚弱而患上疟疾，当地的人则因为常年居住在此，则已经有了免疫能力，不会再感染疟疾。如此一来，疟疾的引发病因又与《素问》等医书中所记载的有所不同。

一般而言，中医认为引起疟疾的病因是因为感受到了疟邪，在《内经》亦称为疟气。据《中国内科学》中有关"疟疾"部分的内容所载可知，所谓疟邪，有如下特性：

1. 舍于营气（人体中一部分营养变为血液，中医叫营气），伏藏于半表半里。如《素问·疟论》说，疟气"藏于皮肤之内，肠胃之外，此营气之所舍也"。《医门法律·疟疾论》说："外邪得以入而疟之，每伏藏于半表半里，入而与阴争则寒，出而与阳争则热。"

2. 随经络而内搏五脏，横连募原。

3. 盛虚更替。

4. 与卫气（中医所讲卫气属于人体阳气的一部分，具有保卫肌表，抗御外邪的作用）相集则引起发病，与卫气相离则病休。其中引起瘴疟的疟邪亦称为瘴毒或瘴气，在我国主要存在于南方，所致疾病较重，易于内犯心神及使人体阴阳极度偏盛。

当人感受到了疟邪之后，疟邪就和人自身的卫气相集，然后体内邪正相争，发生阴阳相移，从而引起疟疾症状的发作。

但由于疟邪具有虚实更替的特性，因此疟气的浅深程度，以及疟气运行的快慢，都决定了疟邪和卫气相集的周期，只有当两者聚集在一起时，才会出现发病的症状。就通常而言，疟疾一般两日一发作，这在《素问·疟论》中早已有记载："其间日发者，由邪气内薄于五藏，横连募原也。其道远，其气深，其行迟，不能与卫气俱行，不得皆出，故间日乃作也。疟气深而行更迟者，则间二日而发，形成三阴疟，或称三日疟。"

那么，患上疟疾会有哪些常见的症状呢？据《医彻·疟疾》所载："疟之为言虐也，有如凌虐者然，故云疟也。当其寒，则战栗鼓颔，汤火不能温；及其热，则烦冤少气，冰水不能寒。此无他，阴阳相并，邪正交争也，并之于阴则寒，并之于阳则热。"由此可知，因为身体内寒热两股力量相互争斗撕扯，而让人出现忽冷忽热、遍身出汗、冷热交加、身体不停颤抖的情形，通俗而言，即是"打摆子"。在古人看来，只要出现这种病症的，都被称之为疟疾。这从《疟疾论·疫》中可以推知，其书中有如下记载："凡沿门阖境，长幼之疟相似者，皆名疫疟。"

因而，在中国古代，古人根据疟疾发病时的不同症状和病因，划分出了正疟、温疟、寒疟、瘴疟、疫疟、劳疟以及疟母七种不同的疟疾。分别阐释如下：

正疟：由阴阳偏盛、寒热多少的不同而引起的疟疾；

温疟：由素体阳盛及疟邪引起的病理变化，以阳热偏盛为主，临床表现寒少热多者的疟疾；

寒疟：由素体阳虚及疟邪引起的病理变化，以阳虚寒盛为主，临床表现寒多热少者的疟疾；

瘴疟：在南方地区，由瘴毒疟邪引起，以致阴阳极度偏盛，寒热偏颇，心神蒙蔽，神昏谵语的疟疾；

疫疟：若因疟邪传染流行，病及一方，同期内发病甚多者的疟疾；

劳疟：疟病日久，疟邪久留，使人体气血耗伤，正气不足，每遇劳累，疟邪复与卫气相集而引起发病者患病的疟疾；

疟母：疟病日久，气机郁滞，血脉瘀滞，津凝成痰，气滞血瘀痰凝，结于胁下而成的疟疾。

由此可见，病因不同，地域不同，所引发的疟疾也不尽相同，虽然都被称之为疟疾，但实则严重程度不一。在中国古代，对于疟疾已然并不陌生，虽然还不能像现代一样有着十分精准的系统的科学解释，但对疟疾的病源和产生机制的探寻却从未停下过脚步，且在漫长的历史中，早已对疟疾有了较为全面的认识。

在医学古籍中我们也能查询到一些较系统的疟疾从感染到发病的解释，以及对疟疾的发病机制的分析。在古籍中，我们可以看出"疟疾"这一概念来自《内经》，即由感受疟邪引起的，以"恶寒壮热，发有定时，多发于夏秋季"为主要特征的一种传染性疾病。

因而，大凡夏秋之交，疟疾的发病率就会较之其他时候增加不少。如早在公元前 12 世纪，《周礼·天官》中便有如下记载："秋时有疟寒疾。"后来在《礼记》更有："孟秋行夏令，则民多疟疾。"此外，《素问·气交变大论篇》中同样有着这样的记载："岁火太过，炎暑流行……民病疟。"

从古代至今，疟疾曾让无数人面临死亡的威胁。从我国有关疟疾病史的记载中可以知道，在中国长江以南地区，历史上曾发生过多次疟疾大流行，以至"自黄昏直至天晓，哭声不绝，瘴烟之内，阴魂无数"。唐代诗人白居易也曾描写过那令人悚然的场景："闻道云南多泸水，椒花落时瘴烟起，大军徒涉水如汤，未过十人二三死。"由此可见疟疾发病时的猖狂。

尤其是在战争年代，疟疾带来的死亡率更是让人为之惊心。据史籍记载，中国古代历史上就曾有过数次这样的情况，如汉武帝征伐闽越时，就遭遇过疟疾的侵袭，据记载："瘴疠多作，兵未血刃而病死者十二三。"将士犹在途，尚未上战场，就已经有近三成的士兵死在了瘴疟之下。东汉时期，马援做了一件同样的事情，他率领八千汉军，往南征伐交趾，一路高歌猛进，意气风发。但是，他也遭遇了和汉武帝一样的境遇。军队在一路南行时不可避免地遇上了瘴疟，随即"军吏经瘴疫死者十四五"，如此说来，他的情况比起汉武帝更是不堪，竟然有近半的军士直接折损在了瘴疟之中。这样一来，别说打仗征伐了，只怕早已军心动摇，根基不稳，能否原路休整返回怕也是够呛。

在古时，军队往南似乎总是会碰到瘴疟，这仿佛一道屏障，阻拦了外来者的大肆进入。三国时期，诸葛亮亲自南征孟获时，曾在军中爆发了疟疾，造成军队极大的损伤，这种情况下，饶是足智多谋的诸葛亮也无可奈何。此后，无论是唐天宝中期，李宓攻打南诏，还是元朝大德年间出兵征讨滇南，抑或是清乾隆年间对缅甸的数度进击，都无一不是因疟疾盛行而受挫，严重之时竟会"及至未战，士卒死者十已七八"。这种情况下，别说有力气开战，能活着班师回朝就已经不错了。

故而，疟疾在中国古代人心中投射下了浓浓的阴影，始终挥之不去。于是，对于疟疾的防治也更是不遗余力。

《神农本草经》中明确记载常山有治疟的功效。《金匮要略·疟疾脉证并治篇》则以蜀漆治疟，并在《内经》的基础上补充了疟母这一病症。其治疟的白虎加桂枝汤和治疟母的鳖甲煎丸，沿用至今。《肘后备急方·治寒热诸疟方》则首先提出了瘴疟的名称，并最先采用青蒿治疟，这对后世青蒿素的发现，提供了重要参考。《诸病源候论·间日疟候》则明确提出间日疟的病症名称，在《劳疟候》里补充了劳疟这一证候。《千金要方》除制订以常山、蜀漆为主的截疟诸方外，还用马鞭草治疟。

疟疾如果只是在个人身上，则还较好控制，可一旦大规模爆发，就会形成瘟疫一样的传播，死亡率会大大提高，这种传染性不能不让人觉得惊骇。故而，《脉因症治·疟》中首先提出了"传染"的概念，这对疟疾的认识很是重要。因为只有意识到传染性，才能更好地控制疫情。《三因极一病证方论·疟病不内外因证治》则指明了疫疟的特点："一岁之间，长幼相若，或染时行，变成寒热，名曰疫疟。"

《证治要诀》则将疟疾与其他表现往来寒热的疾病作了鉴别。《证治准绳·疟》对疟疾的易感性、免疫力及南北地域的差异，有所记载。《景岳全书·疟疾》进一步肯定疟疾因感受疟邪所致，并非痰、食引起。《症因脉治·疟疾总论》对瘴疟的症状及病机作了较全面的论述，并将间二日而发之疟疾称为三日疟。《疟疾论》将三日疟称为三阴疟，指出其特点是患病时间较长，病情相对较轻，"无骤死之理"。

在古代，疟疾是顽疾，流行区域很广，让人难以应付。即使到了近现代，这种情况依旧存在。

在新中国诞生之前，由于我国缺少系统的疫情统计报告资料，具体情况不可知，但是从现有的文献资料记载，可以看出我国近代疟疾流行范围很广，其中华南、华北、华中乃至东北和新疆等地都有相关的疟疾发病记载。根据不完全统计，20世纪50年代初，全国疟疾流行的县市共达1829个，占当时全国县市数的 70% － 80% 之间。而据广西、四川、云南、湖南、贵州、广东、江西、河南 8 省疫情的不完全统计，1955 年，这些省份的疟疾发病人数占 19 种传染病患者总数的 60% 左右。

新中国成立初期，疟疾流行依旧十分严重，党和政府不得不加强对抗疟药生产的重视。从解放初期到 1966 年的近 20 年间，是我国在抗疟药发展的第一阶段，也是我国研制抗疟药和药物生产的兴起阶段。在这段艰苦卓绝的时期，我国先后成功合成并生产了氯胍、环氯胍、氯喹、乙胺嘧啶和伯氨喹等有效抗疟药物。

但随着恶性疟原虫耐药性的出现并逐年增加的趋势，开发新型抗疟药物开始成为国际医学界所共同关注的问题。从传统药物中寻找有效药物和从植物中提取有效成分成为我国现代药物研究的重要途径之一。实际上，像吐根、咖啡因、士的宁、洋地黄等多种药物均是从植物中提取而得到。

其实，早在 20 世纪 20 年代，中国医学家陈克恢便成功地从中药麻黄中提取到了麻黄碱，成为中药现代研究的一种模式。到了 50 年代中期，随着西医学习中医之风的兴盛，整理和研究传统中医药再次成为"西学中"的重要途径。1958 年10 月，毛泽东主席明确指出："中医药学是一个伟大的宝库，应当努力发掘，加以提高。"这极大地推动了当时的中医药整理和研究的进行。全国各地的医疗卫生机构以及科研单位不断地收集和整理了许多民间治疗疟疾的偏方和验方，其中主要涉及小柴胡、常山和胡椒粉等，也正是在这种背景下，青蒿的抗疟作用也逐渐在浩瀚的医学文献中被整理出来，最终展现在了世人的眼前。

及至现代，在对疟疾做了充分的调查后可知，疟疾在我国分布虽不再像解放初期那般广泛，但依旧不可小觑。依据疟疾所在区域划分可以得出低疟区、中疟区和高疟区。一般而言，北纬32°以北（长江以北）的区域为低疟区；北纬25°至32°间（长江以南，台北、桂林、昆明连线以北）的区域均为中疟区；北纬25°以南则为高疟区。但实际上，北方也有高疟区，南方同样有低疟区。这主要是因为疟疾的蔓延要受温度、雨量、湿度以及按蚊生长繁殖情况等的影响。当温度高于30℃或低于16℃时，疟原虫在蚊体内就难以发育，只有在适宜的温度、湿度和雨量情况下，按蚊体内的疟原虫才能滋生。故而，北方的疟疾一般呈现出明显的季节性，而南方则与之相反，终年流行。

若以疟疾发病的时间和程度来划分，又有间日疟、三日疟和恶性疟。其中，以间日疟分布最为广泛，恶性疟次之，这两种疟疾主要分布在云贵、两广及海南等地区；三日疟则在长江南北各省均有散在病例。

根据我国近年来大量的调查资料表明：疟疾的感染率明显下降。究其主要原因，可能是我国经济水平的迅速提高，大大地改善了人们的生活条件，同时随着医疗水平的不断上升和农村生活环境的极大变化，人们的卫生意识不断增强，而且在生活方式及生活习惯上较之以前也发生了很大的变化，这就极大地减少了感染的机会。但是由于个别地区仍旧缺乏基本的预防知识，不仅健康教育环节相对薄弱，而且卫生监督无法跟上，这就导致疟疾仍然威胁着当地人们的健康生活。与此同时，受经济和人口的迁移流动等因素影响，在一定程度上容易加重疟疾的流行蔓延，这就使得疟疾的防治在我国仍极为重要。

第二节　域外国家对疟疾的认识

疟疾，英文名称为"Malaria"。不同于中国的方块汉字，西方人以"坏"（mala）和"空气"（aria）两个英文单词构造了"Malaria"这个词，这其实也是有根可循的。

在古希腊和古罗马时代，就有医生认为疟疾的发生是由于有热病的空气，而起因则可能与沼泽地上的水或有毒的水汽相关，从而引起间歇性发烧。故而，罗马时代的一些学者认识到排干积水有时能够控制其发病。于是，疟疾在当时又被叫作"败坏了的水气"或者"易致病的有毒物质"。后来才有了"Malaria"这个词。

作为一种非常常见且可怕的传染病，疟疾在西方古代人眼中同样可怕至极。在一个很长的历史时期里，不少人都将疟疾视为神的旨意。如伟大的古罗马作家和古典学者马尔库斯·西塞罗曾经就不止一次地说，疟疾这种热病的发生是由于神的意志，因此，它是不可抗拒的。无独有偶，著名的罗马作家老普林尼在其《博物志》中还指出好几种他认为能有效预防疟疾的符咒。而苏美尔人认为疟疾是瘟疫之神涅伽尔（Nergal）所带来，古印度人更是将疟疾称之为"疾病之王"。

回溯疟疾在西方肆虐的年代，根据现有的相关文献资料记载，可以看到不少名人都曾遭疟疾戕害，乃至丧失生命。其中就有古希腊时期的亚历山大大帝、第一次成功攻占了罗马这座"永恒之城"的蛮族西哥特人首领阿拉里克和文艺复兴时期意大利著名诗人但丁，以及近代英国资产阶级革命领袖克伦威尔等。而在最严重的时候，甚至导致了灭国，如罗马帝国就是因疟疾而亡。

早在公元前二三世纪时，古罗马作家的作品中就已经出现对疟疾这种周期性的疾病的描述。而到了公元 5 世纪时，罗马帝国迎来了一场残酷的风暴，而风暴的根源正是疟疾。彼时的罗马帝国兵强马壮，开疆拓土，帝国的版图不断扩大，正处在世界大国强盛的巅峰。然而，谁也没有料到，厄运来得如此迅猛，疟疾如同狂风般朝着这个强大的帝国席卷而来，将它击得支离破碎，每天都有数千人在痛苦中死去，活着的人却束手无策。在疟疾狂猛的袭击下，瘟疫如潮水般蔓延开去，很快，这个强盛的帝国就有一半居民死于非命。这是一场人类和疟疾的战争，但毫无悬念的是，疟疾胜利了，它将死亡的旗帜插在了这个原本强大的帝国身上，刻上了属于疟疾的标识。

20世纪末，一队来自英美的考古学家从一处古罗马坟墓中发掘出了一千五百年前罗马人的骨骸，通过DNA鉴定，发现加速古罗马帝国衰亡的瘟疫正是疟疾。

印度虽然也是疟疾的重灾区，但在这里，疟疾的流行却有着不同的故事。佛教经典《首楞严经》卷五中曾论述道："从无始际，与诸无明，俱灭俱生，虽得如是多闻善根，名为出家，犹隔日疟。"由此可知，佛经将间日疟的寒热反复无定，用来比喻无明的生灭，可见疟疾已经深入印度的历史文化之中。

但实际上，由于没有足够频繁的感染来维持保护性免疫，以及印度人缺少Duffy血型中抗原阴性基因的保护，使得在印度肆虐的间日疟成为威胁印度成人生命的危险杀手。即使是现在，这种状况依旧存在。

1947年，印度人口数为3.3亿，但其中却有7500万人感染上了疟疾。而放眼整个20世纪上半叶，印度死于疟疾的人数远超过死于其他原因的总和。故而，在印度还是英殖民地时，英国为了避免疟疾侵袭，在印度人最嗜好的饮料之一，即杜松子酒中加入奎宁水。不过，大概英国人自己也没想到，这种饮料后来会演变为酒吧里的宠儿金汤力。

2014 年，据印度东北部的特里普拉邦（Tripura）官方公布消息称，在当地山区已经有 7.04 万人在此次爆发的疟疾流行疫情中染病，6 个月内至少已经有 55 人因此而死亡，其中有 46 名儿童。而在这 55 名死亡病例中，有超过 40% 的人死在家中，而未能得到有效的救治。其实，印度近年来曾多次爆发疟疾疫情，根据印度媒介传染病控制机构统计，2010 年，印度全国有 1018 人死亡于疟疾，而在 2011 年至 2013 年间，因疟疾死亡的人数分别为 754 人、519 人和 440 人。

而正是疟疾的肆虐，有可能让印度人的能量被疾病消耗，寿命较短且儿童存活率低，使这个雨量充足、光照足够、适宜农业生产的国家自古代以来一直都无法建立一个长久且稳定的大帝国。这不得不说，疟疾以一己之力阻碍了国家的发展。

另一个不论是在古代还是在现今都是疟疾高发区的地方，非洲对疟疾简直再熟悉不过，长期饱受疟疾折磨的非洲人将疟疾称之为"热带的诅咒"。

但也正所谓，知己知彼，百战不殆。在岁月的长河中，非洲人和疟疾的不断斗争，大致可称得上是"棋逢对手"。据相关资料表明，最为常见的间日疟在印度、中南美洲、中东和加勒比海等地区占比高达 80%，但在非洲却低于 10% 左右。要知道，所有的疟原虫几乎都发源于非洲，但为何间日疟却被赶出了老家？这又是一段辛酸的历史，非洲人以自己身体的进化和高死亡率的代价，暂时赢得了对疟疾战争的胜利。

　　与中国古代的医师一样，历史上的西方人同样孜孜不倦地致力于研究疟疾，企图找到它的真正病原体和治疗方案。这是一段漫长而艰辛的旅程。拨开历史的云雾，回首那段疟原虫被发现的过程，依旧还是让人觉得感慨万分。

　　在公元前5世纪时，古希腊的著名学者希波克拉底就已注意到了疟疾具有不同的热型。而在古印度，据印度古籍《妙闻集》（*Susruta*，5世纪前成书）所记载的内容，其中已经提到了蚊子与疟疾的关系。尽管到中世纪时期，意大利人还在把疟疾的发生归咎于有害的空气，但不可否认的是，曾经那么近距离地将要解开疟疾之谜的真相，还是在历史上留下了醒目的一笔。

　　后来，随着欧美新航路的开辟，疟疾很快随着这些冒险家们传入到了新大陆。于是，疟疾的大规模爆发和危害迫使印第安人不得不开始摸索寻找治疗的药物。功夫不负苦心人，经过长时间的探索尝试，他们终于在南美安第斯山区发现一种树，当初叫什么不得而知，现在却是被称之为金鸡纳属的树。就是这种树在后来的岁月中抵挡住了疟疾的来势汹汹，极大地减缓了因疟疾肆虐而带来的死亡，给在阴云笼罩中的疟疾流行区的人们带来了一丝希望的光芒。

　　金鸡纳属并不像青蒿一样可以用地面上的部分整株入药，而能有效抵抗疟疾的部分只是它的树皮。印第安人将金鸡纳属的树皮剥落下来，然后用大火熬制汤药，或者直接研磨成药粉内服，均能有效地抵抗因疟疾引起的高烧。后来，为了携带方便，秘鲁印第安人将这种金鸡纳属树皮炮制成成药"秘鲁膏"。

而说起金鸡纳药名的由来，还有一段历史渊源。据传，在1630年时，秘鲁的西班牙总督夫人金琼（Chinchon）因在利马逗留时不幸染上了疟疾。在当时，一旦沾上疟疾，便意味着与死神近距离接触，金琼心中的恐惧可想而知。但幸好她当时的随行保健医生尼萨雷斯曾跟秘鲁印第安人打过交道，对金鸡纳属树皮能治疗疟疾略有所知。于是，他用秘鲁土著人所进贡的在当时还被称之为"热病树皮"的金鸡纳属树皮熬制汤药，成功治愈了金琼。这让金琼感到大为惊奇，惊喜的同时也对这种神奇的树皮报以极大的赞誉。在她返回欧洲时，也将由这种神奇的树皮所制成的药物传入了欧洲。后来，瑞典植物学家卡尔·冯·林奈（Carl Linnaeus）正式将这种药命名为金鸡纳（Cinchona），以兹纪念金琼将药引入欧洲。

这个故事的流传是否准确，已经无法考量，但不可否认的是，在17世纪30年代前后，一些在美洲的欧洲人确实知晓并应用了这种药物。同时，据史料记载，西班牙的奥斯定会的修士卡兰查曾在1639年明确提到了此物："在洛克萨（Loxa）国生长着一种他们所称的'抗烧树'，可用其黄棕色树皮磨成药粉，用两枚小银币重的药粉兑成汤剂服用，可治疟热症和间日热。该药在利马已收到神奇的疗效。"

可在当时，并不是所有的人都相信这种"热病树皮"可以有效地抵抗疟疾，因而依旧有不少人拒绝使用。如当时英国著名的资产阶级革命领袖克伦威尔在染上疟疾后，就明确地表示不愿意服用"耶稣会树皮"，最后终因疟疾而去世。

尽管金鸡纳树皮在一些人群中遭到了冷遇，但对于热衷于研究疟疾的医师来说，则引起了极大的兴趣，不少的欧洲医师开始持续地对金鸡纳疗法进行改善，以期望增强疗效，减小副作用。英国的塔尔博尔就曾在 1672 年出版的医著《发烧学》中提倡服用以金鸡纳树皮为主药的复方合剂，但书中并没有对配方做出详尽说明，而是采取了一种保密的态度。直到 1681 年，塔尔博尔去世后，这个药方才公之于众，原配方为：金鸡纳树皮粉、玫瑰叶、水、柠檬汁与欧芹汁的混合物。

由于在当时大量采用金鸡纳属的树入药，最后导致了野生金鸡纳森林资源严重萎缩乃至破坏。从 19 世纪中叶开始，欧洲人不得不在印度、锡兰、爪哇等地对金鸡纳树进行人工种植以满足医学用药。

金鸡纳树皮熬制的药及后来用科学方法从金鸡纳树皮中提取的有效成分制成的奎宁虽都能够有效治疗疟疾，但对于疟疾的发病机理仍是云山雾罩。找不到准确的病源，就无法成功地消除疟疾，这始终是压在许多医师心上的一块巨石。幸而，在人类不懈的探索下，19 世纪末，人们终于发现了致病的真正原因。

尽管早在 1717 年时，意大利最著名的医生乔瓦尼·冯里亚·兰锡西就曾在一篇有关疟疾的论文中提到，说疟疾总是在蚊子繁多且潮湿的沼泽地区容易爆发流行，而在排干水之后就会一度消失绝迹，因而他做了一个大胆的猜测，认为疟疾也许就是通过蚊子而传播。但此言论出来后很快石沉大海，无人关注，这也就导致了后来疟原虫的发现被推迟了一百多年。

　　最终确认蚊子是传播疟疾罪魁祸首的是罗纳德·罗斯，但这得先从苏格兰热带医学奠基人帕特里克·曼森说起。作为一位丝虫病专家，曼森是第一个认为蚊子可能是丝虫病的中间载体的人，但在当时，曼森的这种说法并没有得到大众的认可。曼森也并没有因此而放弃，反而更加坚定了信念。他在自己供职的伦敦海军医院里开始用显微镜仔细观察那些患有疟疾的海员的血液，并成功地看到了疟原虫。但当时困扰他的是，他无法弄明白疟原虫是怎样进入人体的，直到他遇上了罗纳德·罗斯，这个比他小 12 岁、在印度工作的英国年轻人，希望罗斯能在印度弄清楚蚊子体内疟原虫的传播途径。

　　罗斯经过两年多的各种艰苦的实验工作，特别是在解剖了大量不同种类的蚊子之后，终于在 1897 年 8 月 20 日这天有了重大的发现，而这次的发现，终于揭开了疟疾传播的神秘面纱。罗斯在一种名为"按蚊"的蚊子胃壁上找到了他一直以来都孜孜以求的目标物——雌性疟原虫。随后，他又解剖了一群蚊子并获得了同样的发现。至此，蚊子传播疟疾的猜测才被科学地证实。

经过了这样漫长的探索，西方人才终于揭开了疟疾的神秘面纱，对它有了较为清晰的认识。而这也对以后研发抗疟性药物产生了巨大的推动作用，并最终促成了对疟疾的克制和消除。

第三章 肆虐的可怕疾病：改变人类历史的走向

今天谈到疟疾，大多数人会认为这只是一种流行于热带地区的传染性疾病。的确，目前疟疾的流行区域主要集中在撒哈拉沙漠以南的非洲。全世界每年大约有两亿人染上疟疾，其中漠南非洲占据相当大的比重。此外，印度和东南亚以及中美洲也是疟疾发病的重灾区。

但在历史上，疟疾的分布区域范围要比现代宽广得多。不但南欧和地中海沿岸疟疾肆虐，就连欧洲西北部地区也无法避免疟疾的侵袭，即使是在大西洋上的英国也曾经长期受到疟疾的困扰。但对于当时的英国人来说，疟疾的危害不仅仅表现在损害人的身体健康，而且还会间接让人掉脑袋。这说起来便又是一段因疟疾而引发的让人觉得惊心的历史。

话说英国都铎王朝时期，国王亨利八世以嗜杀老婆而出名，实际上，他不仅仅是爱杀老婆，而是纯粹喜欢杀人。据资料记载，在亨利八世统治时期，全英格兰有 5.7 万－7.2 万人不幸掉了脑袋，这是个相当惊人的数字。要知道，在 16 世纪早期，全英格兰人口总数也不过 200 余万人，也就是说，亨利八世挥挥手间便轻松地夺去了超过总人口数 2.8% 的臣民性命。

无论放在哪朝哪代、哪个国家，亨利八世都绝对有资格被称为"暴君"，但一个人嗜杀到如此地步，却不能不引起怀疑。根据史料所载，亨利八世之所以如此嗜杀，确实是有因可循，这症结就在他那糟糕的身体状况。

据传，亨利八世在 30 岁时不幸染上了反复发作的慢性疟疾之后，一直受到偏头痛、溃疡等各种疾病的折磨。普通人在遭受病痛折磨而心烦气躁之时，都尚且脾气暴躁，难以做到修身养性，何况还是一国之主！因此，每当亨利八世心情不爽之时，就会看人不顺眼，而一看谁不顺眼就会直接命令侍卫将人拖出去，结果只有一个，那就是被摘掉了脑袋。也只有在此时，他才能稍稍地感觉到病痛的减轻，内心觉得舒畅。这大概也算得上是疟疾的"借刀杀人"了。

疟疾除了会直接威胁人类的生命外，同样会导致巨大的社会灾难。在历史上，疟疾就曾经因延缓了欧洲人对非洲殖民的进程，从而改变了人类的进化方向。

打开世界地图，我们可以发现一个非常奇怪的现象，即：15 世纪时，欧洲人在发现了美洲新大陆后便开始迅速对美洲进行殖民，开疆拓土，占领了大片土地。但是，对近在咫尺的非洲，欧洲人则更多的是抱以一种观望的态度，直到大概 19 世纪时，才展开大规模的殖民活动。同时，一个更加有意思的现象是，不同于美洲大陆上已经以欧裔人口为主的情形，非洲大陆绝大多数地区，即使曾经是欧洲殖民区，欧裔人口依旧很有限，只有在南方的南非以及纳米比亚等地才稍微多见。

同样都是殖民区，为何会出现如此之大的差异？且欧洲人为何放着家门口的非洲不去殖民，反倒千里迢迢地奔去美洲呢？究其原因，主要在于疟疾。

如前所言，在西方，由于对疟疾认识不清，欧洲人长期没有有效的治疗疟疾的方法，而作为疟疾发源地的非洲自然是让欧洲人退避三舍，忌惮不已。因此在一定程度上来说，疟疾在让非洲人遭受病痛的时候，也间接地帮他们拦阻了欧洲人过快的占领脚步。直到1870年，欧洲人才控制了非洲大陆的10%。而且，殖民地也仅仅局限于沿海地区，至于非洲内陆地区，则更是靠着疟疾的"保护"尚未被欧洲人染指。但随着科技和医药水平的提高，这种局面终有一天会被打破。

19世纪晚期，欧洲人依靠着秘鲁印第安人发现的金鸡纳树皮并从中成功地提取了有效抗疟成分奎宁后，掌握了治疗疟疾的医药方法。于是，在有了这层保障后，欧洲人几乎在第一时间就打开了非洲内陆的大门，并几乎控制了全非洲。

如果没有疟疾的肆虐，也许欧洲人最先控制的地区不是美洲而是非洲，那么现在就世界人口分布来看，应该是非洲的欧裔人口数要多于美洲的欧裔人口数。而与此同时，由于长期居住在疟疾流行的地带，非洲居民一代代下来，身体内已经对疟疾产生了一定的抗体，也就是"物竞天择，适者生存"。这些经过疟疾肆虐而活下来的非洲人，自身的基因在逐渐地发生变化，并最终适应了这种生存环境。因而，疟疾在一定程度上改变了人类进化的方向。

非洲人的抗疟性是疟疾直接改造人类基因的结果，但历史上，疟疾也曾间接地改造和挑选过人类基因。这就要说到最早在地中海区域发现的一种奇怪的贫血病。

这种血液病被称之为地中海贫血病或镰刀型红血球疾病。这种疾病不但可以使血液输送氧气的能力变弱，而且还会经常堵塞体内血管，在极端情况下甚至会引发组织坏死，从而导致生命危险。

可以说，这是一种高危致命的疾病，只要患上就很有可能失去生命。所以，按常理而言，携带这种患病基因的人应该大多早逝而造成基因的流失，从而被自然所淘汰掉。但是实际情况却是反其道而行之，追究其原因，作孽者正是疟疾。

人类历史上，如疟疾这样可以对历史进程产生如此重大影响的疾病实属罕见，但最为明显的却还是体现在战争年代。

在世界历史上，疟疾的发生时常伴随着战争的爆发，造成了军队的大量减员，甚至左右了战局。如在第一次世界大战期间，因为疟疾的突然爆发，仅在东非的英国军队就有多达十万军士丧生。此外，1944年时，日军出兵印缅边境，同样因为疟疾，导致日军在英帕尔战役还未全面展开时，十万人的军队就已经有六万人因患上疟疾而失去了战斗力，最终不战自溃。

关于疟疾对战争局势的影响，约翰·麦克尼尔在其所写的《蚊子帝国：大加勒比地区的生态与战争》一书中曾经详细地分析过。依照约翰·麦克尼尔的观点，1620年至1820年，美洲大西洋地区的地缘政治状况和1640至1750年加勒比地区的生态变化都和疟疾有着莫大的关联。疟疾不仅深刻地影响了当时的政治局势，而且还影响到了战争的发展趋势。因为该地区主要是以制糖为主的种植园作为经济支撑，所以在带动经济和人口发展的同时，也为蚊子和其他病菌提供了适宜的生存环境，而疟疾则直接通过蚊子传播繁衍起来。在当时，疟疾的高死亡率和易传染性屡屡对军事活动和政治事件产生极大的影响。

在17世纪初期到中期时，加勒比地区还没有疟疾这种传染性疾病的出现，荷兰人和英国人分别先后成功占领了巴西的累西腓和牙买加。但到17世纪中后叶时，疟疾开始出现。当苏格兰人于1698至1699年占领巴拿马的达连湾，法国人随其后于1763至1764年占领圭亚那的库鲁时，却都无功而返，不仅侵占未能成功还损失惨重。疟疾的出现，让这些来势汹汹、信心十足的占领者，只能灰溜溜地逃回自己的国家。后来，由于对疟疾的束手无策，英国在1741年攻打卡塔赫纳、1762年攻打哈瓦那时均遭遇惨败，因为感染疟疾的士兵众多，军队几乎溃不成军，最后也只能不甘地撤出。疟疾击败了英国，却稳固了当时正占领着美洲的西班牙的帝国地位。

在约翰·麦克尼尔看来，疟疾除了能阻挡侵略者的步伐外，同样可以成为革命者的长矛，刺破和瓦解腐朽的帝国，带来革命的胜利曙光。如他在书中详细阐述了 18 世纪 70 年代后"不同的免疫力"对美洲大西洋世界造成的影响变化，并且认为当时荷兰军队在苏里南统治的失败，正是由于疟疾的肆虐，从而间接地帮助了奴隶的起义，将荷兰军队打败。

无独有偶，约翰·麦克尼尔同样还列举了英属北美的南部殖民地在疟疾的帮助下，让英军损失惨重，最后大大地加快了美国革命的脚步。在书中，约翰·麦克尼尔从当下向过去回望，纵览了从 18 世纪末到 19 世纪时发生在大加勒比地区的各项重大革命活动，得出了疟疾等传染性疾病往往对当地的革命者有利，在一定程度上帮助了他们赢得了国家的独立。

19 世纪晚期，蚊子传播黄热和疟疾这一事实已为世人知晓。美国在哈瓦那和巴拿马发起的灭蚊运动及医学人员对黄热和疟疾的控制，为美国争得了权力优势，在美国对古巴的占领以及巴拿马运河的修建中发挥了重要作用。

与此同时，随着金鸡纳树皮中抗疟成分奎宁的发现，疟疾开始得到进一步控制，而美国的 Sterling Winthrop 公司更是以此为引导，成功地合成了氯奎宁（Chloroquine），并最终在二战期间大放异彩。

话说在 1944 年，伍德沃德（Robert Burns Woodward）与威

廉·德林（William Doering）联合报道了合成 D-quinotoxine 的方法。实际上，早在 1918 年，保罗·拉贝和卡尔就已经报道过了如何将 D-quinotoxine 成功转化成奎宁的方法。但真正利用化学合成反应合成出氯奎宁的还是伍德沃德和德林，尽管当时两人都才 27 岁。但在当时因为这个合成反应生产率太低，根本没有工业价值，所以也没有得到大规模的生产应用。随着战争局势的发展，日本已经占领了当时东南亚唯一生长金鸡纳树的印度尼西亚，这就让那些在疟疾流行区作战的盟军士兵内心很是惶恐，一旦沾染上疟疾，就可能性命不保，这种朝不保夕的威胁感很容易让军队士气低落，从而影响战争的局势变化，甚至可能决定战争的成败。

于是，当传出"奎宁可以在实验室合成了"这个消息时，无异于晴天一声春雷响，瞬间传遍了美国的各个角落，有关这个事件的报道盛况可以在塞曼（Jeffrey I. Seeman）的文章中领略一番（Angew.Chem.Int.Ed.2007，46，1378 － 1413）。 奎宁的成功合成，最终奠定了二战的局势走向。

二战伊始，美国国防部为美国作战部队一共准备了六百万盎司的奎宁，并同时持续向荷兰和南美下了更多的订单。如此多的准备，让美国在对待疟疾的问题上显得信心十足，自认为美国部队将再无惧于疟疾的侵袭。但世事难料，许是天不遂人愿，当势如破竹的德军一占领阿姆斯特丹后就立即收到了一条命令，即将阿姆斯特丹所有的奎宁全部直接运往柏林。如此一来，美国寄希望于从荷兰进口奎宁的愿望就此落空。雪上加霜的是，日本随后就进军南洋，不多时就成功地控制了爪哇的金鸡纳产地。于是，在短短几个月之内，全球95%的奎宁落入轴心国之手。

战争已经进入白热化阶段，牵扯的范围也越来越广，每天都有无数的战士冲锋陷阵，战死沙场，但与此同时还有另外一些战士因饱受疟疾的折磨而无辜丧生。在当时，太平洋的盟军疟疾满营，死于疟疾的人数是死于战斗的人数的四倍。依照麦克阿瑟的话来说，他的部队三分之一正在得疟疾，三分之一刚从疟疾中恢复，只有三分之一能战斗。在疟疾这般如狂风暴雨的侵袭下，美军之前所准备的奎宁很快就彻底告罄，疟疾的肆虐所带来的死亡阴影迅速笼罩在了这些军士的心头。巴丹半岛的美军与菲律宾军都因疟疾大规模的爆发而丧失斗志，在生死的边缘徘徊。最终对死亡的恐惧战胜了军人的意志，他们不得不向日军缴械投降，而这次投降也成为美军历史上投降人数最多的一场战役。

为了有效地抵抗疟疾，控制疫情的爆发，盟军将抗疟列为最重要的军事行动。美国军队专门组织成立了200多个疟疾控制和检测队，对所有在疟疾疫区作战的部队都配备一个疟疾控制和检测队。与此同时，为了尽可能快地控制疟疾，减少军队的伤亡，疟疾控制和检测队的行动和装备从海军运输的第十优先上升到第一优先。盟军甚至不惜耗费大量的人力和物力，派人前往哥伦比亚，将所有能找到的金鸡纳树皮全部运回来，并同时将从菲律宾运回的金鸡纳树种子进行种植。尽管已经采取了种种在当时看来是最完善和高效合理的措施，但远水解不了近渴，这些依旧都无法应付前线的需要。

据统计数据资料表明，太平洋战争中，大约有70%的澳大利亚军人身患疟疾，东南亚的盟军中沾染疟疾的约有60%。1942年，驻守在瓜岛上的美军则无一例外患有疟疾，至于在南太平洋的美军，其军队中疟疾发病率为4000‰，换句话说，也即在战争期间，平均每个人都得了四场疟疾。由此可见，在当时的情况下，疟疾肆虐是多么的严重，并最终导致了约6万名美军在非洲和南亚死亡。

在疟疾张牙舞爪的威胁下，盟军不得不开始大规模研究人工合成类奎宁药，希望能快速消除疟疾，让军队恢复以往的战斗力。但这并不是一件容易的事情，虽然已经能简易地从金鸡纳树皮中提取有效奎宁成分，但要合成真正有抗疟性的奎宁药，却并非那么简单。首先在于奎宁的剂量，这种草药的东西在无效的时候无法弄清楚究竟是剂量不够还是原料本身的问题。其次是副作用太大，主要包括耳鸣、耳聋、头痛、腹泻与视力障碍，严重时还会导致出血和白细胞数量下降以及出现血凝等，甚至直接带来死亡。可以说，用好了是一副医病救人的良药，但稍有差池便是夺人性命的毒药，其中分寸拿捏，不得不叫人小心谨慎，如履薄冰。

但迫于战争前线的需要，盟军还是紧锣密鼓地对奎宁药展开了大胆假设小心求证式的实验研究。后来发现，一旦病人服用奎宁后出现腹泻、呕吐、腹痛，会最后尿黑尿而死，这在医学上被称为黑水热。而不用奎宁后，黑水热就会消失，说明了确实是因奎宁而造成。如此，研究便陷入了一个僵局，一时之间无法找到突破口。

然而，在整个二战期间，都无法找到完全克制和消除疟疾的最佳药物，只能最大限度地减少伤亡，这让遭受疟疾折磨的盟军在战争中战斗力急剧地削弱，甚至出现不战而降的情况，从而大大拖延了整个战争结束的进程。

这种情况到二十年后的越南战争时又出现了新的变化，一种耐药性疟原虫出现了。

1965 年，美国开始全面卷入越南战争。在对北越进行狂轰滥炸时，封锁了北越的各个海港，迫使北越不得不在丛林中开辟出一条"胡志明小道"，然后将人员和物资运往南方。越南本就是疟疾高发区，如此一来，这些长期穿越在丛林中的大批军人和民工便极为容易感染上疟疾，且此处的疟疾又不同于一般性的疟疾，"凶手"大多为耐药性疟原虫。因此随着疟疾的蔓延，使得耐药性恶性疟一发不可控制，严重地威胁到了军士们的性命安全。

丛林之中，古树参天，杂草遍地，阴冷潮湿，只需经过一个月的丛林行军，便能让军队的战斗力丧失十之八九。在当时，北越的一个1200人的团从丛林中出来时，只有约1/10的人还保存着战斗力。其中，有一个113人的连队，死于战场上的有11人，死于疟疾的却有23人。疟疾比战争更残酷，更容易让人遭受死亡的攻击。在胡志明小道旁边，死于疟疾的军人墓地一共有22座。

前有美军，后有疟疾，这让北越军队陷入了一种艰难的境地，不是感染疟疾死亡，就是被美军俘虏，有的时候，战争简直没法继续打下去。而美军在对北越俘虏进行身体检查时，发现12名俘虏中就有8名血液中带有恶性疟原虫，如此之高的比例，让美军开始沉默了，因为他们也遇到了同样棘手的情况。

从1962年到1963年，那些驻守在越南的美国军队共出现了20例疟疾，其中19例是恶性疟，然后逐年增加，并最终一发不可收拾，导致一些战斗部队的战斗力出现人员减半的情况。自二战后，在美国军队中再次出现了疟疾造成的伤亡超过了战场上伤亡的情况。

随着1965年美国全面发动对越南的战争，这一情况开始更加恶劣。在当时，与疟疾有关的疾病占据各种疾病的70%。从1965年到1970年，美国陆军军队中共出现了4万多例疟疾，造成70人死亡。即使是海军和海军陆战队都有24,606例疟疾，其中46人死亡。在越南战争中，共有约10万多美军患上疟疾，当这些军人回到美国后，也把疟疾带到了美国，随之，美国曾爆发多次小规模的疟疾流行。同时，这些退伍军人自身由于疟疾的存在而继续出现健康问题。

于是，原本水火不相容的美越双方面临了一个共同的难题：耐药性恶性疟。

为了解决这一问题，美军进行了世界上最大规模的药物筛选，筛选种类达到了 25 万种之多。实际上，一直等到了第 142,490 号，才找到了甲基氟氯喹，并于 1975 年投入使用。而此时，越战都已经打完了。

之前，由于筛选数量繁多，五角大楼不可能从第 1 号到第 250,000 号逐个进行筛选，便又同时投资研究疟疾疫苗，最终一共研究出 20 多种，但可惜的是无一成功，即使是最好的疫苗，也只有 65% 的有效率。

但不幸中的万幸是，这种耐药性疟原虫还没有发展到对奎宁的完全耐药性，故而，使用奎宁依旧可以大大地降低患病的死亡率。虽然美军中有 1,800 多人得了耐药性疟疾，但最后只有 12 人死亡，就这么熬过了越战。

从未有一种疾病如疟疾般曾这样深刻地影响过人类发展进程的脚步，幸好，现在它已经可以被控制。疟疾最终还是败在了人类的医学水平之下，再也无法阻挡人类文明发展的进程。

第四章　人类与疟疾永恒的战争

　　关于疟疾，关于疟疾和人类那些不见硝烟的战争，关于过去那些不堪回首的岁月，那些和疟疾战斗的日子，就如同一片阴云始终埋藏在人类的记忆之中。

　　从古至今，横贯中西，疟疾就如多场飓风，曾吹遍全世界的大多数地方，狂魔乱舞，掠走了无数的生命。而今，这场持续了上千年的战争终于走到了尾声，人类用自身鲜血的代价破解了疟疾之谜，等到了胜利的曙光，将疟疾踩在了脚下。

　　但在过去，疟疾俨然是死神的代名词，一代代的医师为了阻挡疟疾侵袭的脚步，更是呕心沥血，苦心钻研，积累下了宝贵而丰富的医治经验，这才供现代人借鉴，从而为成功克服和消除疟疾打下了坚实的基础。

　　那么，在遥远的年代里，古人又是怎样抗衡疟疾的呢？

　　在对中国传统医学的整理当中，人们发现古人对于疟疾的治疗是依据辨证不同而给予不同的疗法。

首先，区分了瘴疟和一般性疟疾的差异。所谓瘴疟，主要流行在南方，且症状多样，一般病情严重，多有神昏谵语，即使是未发之时也有症状存在，瘴疟的周期不如一般疟疾明显；而所谓一般性疟疾，则有着典型的疟疾症状，会定时发病，有着明显的周期性，且即使发病之时也是神志清醒，不发病时和常人无异，虽然以南方较为多见，但在全国各地却均有流行。

其次，根据寒热的程度来判断诊治。《景岳全书·疟疾》中记载："治疟当辨寒热，寒胜者即为阴证，热胜者即为阳证。"就一般性的疟疾而言，大多患病者所患上的都为正疟。此外，如果出现阳热偏盛，而寒少热多的情况，则患者所感染的是温疟。至于阳虚寒盛，寒多热少的情况，则是寒疟。如果仅就瘴疟而言，则又分为热瘴和冷瘴。热瘴即热甚寒微，甚至壮热不寒者；冷瘴则为寒甚热微，甚至但寒不热者。

最后，则根据患上疟疾后人体气血的衰弱情况来诊断。当疟疾发作之时，就会对人体气血造成一定的亏损，长此以往，必定会气血两亏，且病得越久，损耗越大。同时，当正气亏损到一定程度而让人虚弱时，将更加容易形成劳疟而反复发作，一旦不及时医治，会走入恶性循环，最终无法救治。

判断和区分患者是何种疟疾，体内病症已经在何种程度后，便是真正的行医问药之时。前面已经说过，古人在医治疟疾时曾将疟疾依据不同的症状而划分为正疟、温疟、寒疟、热瘴（瘴疟）、冷瘴（疫疟）、劳疟以及疟母七种。下面具体阐述一下中医对这七种疟疾的医治方法。

正疟——症状：先是有气无力的哈欠连天，接着就会不停地打冷战，冷战之后会觉得身体内外都有一股燥热，然后头痛面赤，口中干渴，需要大量饮水，最后会遍身大汗，等到燥热退去后，全身弥漫凉意，舌红，苔薄白或黄腻，脉弦。等过了一日后，又会重复发作。因此，正疟总体的症状为：寒战壮热，休作有时。

治法：祛邪截疟，和解表里。

方药：柴胡截疟饮。

此药方中，用小柴胡汤和解表里，将体内的邪气导出体外，然后再用常山、槟榔祛邪截疟，最后配合乌梅生津和胃，可以减轻常山致吐的副作用。

如果是口渴得很厉害，可以在药方中加入葛根、石斛，能够生津止渴。而如果是胸脘痞闷、苔腻，去滞气碍湿之参枣，可以在其中加苍术、厚朴、青皮等理气化湿。至于烦渴、苔黄、脉弦数，则是热盛于里，去辛温补中之参、姜、枣，加入石膏、花粉清热生津即可。

温疟——症状：高烧发热多于寒气，出汗不畅，且伴有头痛和骨节酸痛，同样口中干渴需要大量饮水，尿赤便秘，舌红，苔黄，脉弦数。

治法：清热解表，和解祛邪。

方药：白虎加桂枝汤。

此药方中，用白虎汤可以清热生津，而桂枝则能够疏风散寒。此外，还可以加入青蒿、柴胡以和解祛邪。如果是津伤较甚和口渴引饮的患者，可以酌情考虑加入生地、麦冬、石斛等药物，以养阴生津。

寒疟——症状：寒多热少，口中不会出现干渴情况，但会胸脘痞闷，并且出现神疲体倦，舌苔白腻，脉弦。

治法：和解表里，温阳达邪。

方药：柴胡桂枝干姜汤。

该药方中，用柴胡、黄芩可以和解表里，桂枝、干姜、甘草则能够温阳达邪，此外，还可以配以天花粉、牡蛎散结软坚。另可加蜀漆或常山祛邪截疟。至于胸脘痞闷、舌苔白腻，是由于寒湿内盛，可以加入草果、厚朴、陈皮理气化湿，温运脾胃。

热瘴——症状：主要表现为寒微热甚，有时会壮热不寒，然后伴以头痛，肢体烦痛，会出现面红目赤和胸闷呕吐的情况，还会有烦渴饮冷与大便秘结以及小便热赤，甚至出现神昏谵语。舌质红绛，苔黄腻或垢黑，脉洪数或弦数。

治法：解毒除瘴，清热保津。

方药：清瘴汤。

清瘴汤为近代用于瘴疟的验方，具有祛邪除瘴、清热解毒以及清胆和胃的作用。该药方中，用青蒿和常山来解毒除瘴，而黄连、知母和黄芩以及柴胡能够清热解毒，然后陈皮、半夏、竹茹、茯苓、枳实则可以清胆和胃，最后再配以滑石、甘草和辰砂用来清热利水除烦。

但倘若壮热不寒，则可加入生石膏清热泻火。出现口渴心烦和舌红少津的情况是热甚津伤，需要加入石斛、生地、玉竹、玄参来清热养阴生津。当出现神昏谵语的时候，是因为热毒蒙蔽了心神，这个时候就急需加入安宫牛黄丸或者紫雪丹以用来清心开窍。

冷瘴——症状：一般是寒甚热微，或者是但寒不热，抑或是呕吐腹泻，严重的时候则会神昏谵语，苔白厚腻，脉弦。

治法：解毒除瘴，芳化湿浊。

方药：不换金正气散。

不换金正气散有芳化湿浊，健脾理气的功效。该药方中，主要用甘草、厚朴、苍术、陈皮来燥湿运脾，用荷叶、半夏、藿香、佩兰芳香化浊以及降逆止呕，然后再用槟榔、草果来理气除湿，菖蒲可以用来豁痰宣窍，至于神昏谵语，则合用苏合香丸芳香开窍。如果是但寒不热，四肢厥冷，脉弱无力，是因为阳虚气脱，就应该在药方里加入人参、附子、干姜益气温阳固脱。

劳疟——症状：一般是神情倦怠，身体乏力，短气懒言，进食少，面色呈现萎黄，形体消瘦，遇劳则复发疟疾，寒热时作，舌质淡，脉细无力。

治法：益气养血，扶正祛邪。

方药：何人饮。

该药方中，用人参益气扶正，配制何首乌和当归补益精血，再用陈皮与生姜理气和中。

当劳疟发作之时，如果是寒热交替发作，则应该在其中加入青蒿或者常山以用来祛邪截疟。如果是出现食少面黄、消瘦乏力的情况，则需在其中加黄芪、白术和枸杞以增强益气健脾养血的功效。

疟母——症状：身患疟疾久久不愈，在胁下结块，用手触摸能感觉到其形状，按之出现压痛，抑或胁肋胀痛，舌质紫黯，有淤斑，脉细涩。

治法：软坚散结，祛瘀化痰。

方药：鳖甲煎丸。

此药方共由 23 种中草药组成，具有攻补兼施，寒热并用的功效，还具有活血化瘀和软坚消癥的作用，在《金匮要略》所记载中即已作为治疟母的主方。如果有气血亏虚症状的疟疾患者，则应该配合八珍汤或者十全大补丸等用来补益气血，以达到虚实兼顾，扶正祛邪的功效。

同时，古人治疗疟疾的方法也并非仅拘于此。《圣济总录》卷一六二中就载有一味"秦艽汤"，专治产后疟疾，先寒后热和头痛口渴以及骨节痛方。其药方如下：秦艽（去苗土）、麻黄（去根节，煎，掠去沫，焙）、乌梅（去核，炒）、甘草（炙）、麦门冬（去心，炒）、青蒿子、常山、柴胡（去苗）、鳖甲（醋炙，去裙襕）、大黄（炮，锉）、当归（切，焙）、赤茯苓（去黑皮）各一两，上 12 味粗捣筛。每服五钱匕，水一盏半，生姜三片，煎至八分，去滓，当未发前服，欲发时再服。

此外，还有"神惠方""青蒿散"和"大效人参散"，都是治疗疟疾的药方。其中，"大效人参散"主要治疗山岚瘴疟，但不以久近，或寒或热，或寒热相兼，或连日、间日，或三、四日一发，也都可以治疗，药方如下：人参（去芦头）、常山（锉）、青蒿（去根梗）各等分，上为细末，每服二钱半。如明日当发，今日上午时用酒一大盏调，分作三服。

而"青蒿散"则是一味验方，可以用来治疗各种疟疾，药方如下：甘草、秦艽、柴胡、草果子、青皮、常山、槟榔、青蒿子各等分，桃柳枝各七寸，又以常山、秦艽、柴胡、草果子、青皮、甘草为末。每服用水盏半，入桃柳枝青蒿子，加乌梅一枚，煎八分，放冷，一服。

"神惠方"则是治疗一般性的疟疾，以青蒿为主药材，药方如下：青蒿叶（端午日采，阴干）、香薷各等分，上为细末。如先寒用酒热服，先热用冷酒服，遇发日五更早服，忌鸡鱼面生物。

这些都是古人治疗疟疾而积累下来的复方，其实，还有一味治疗疟疾的单方，那就是"祛疟神应丸"，不仅可以治疗各种疟疾，还能治疗患疟疾已久的患者。由于是单方，故而用到的药材很少，主要是青蒿。药方如下：用三姓人家寒食日食用干面。每一家取一匙为细末。五月五日午时，采青蒿擂取自然汁，和前面为丸，如绿豆大。每服一丸。当发日早晨，取无根井水送下。一方用黄丹一匙炒过，与面一处碾和匀。

由上述药方可知，古人治疗疟疾时，不论是单方还是复方，都离不开一味草药，那就是青蒿。在治疗疟疾的过程中，青蒿有着举足轻重的作用，这在明代医学家李时珍所著的《本草纲目》中可以得到验证。

在《本草纲目》中，李时珍在讲述治疗疟疾"暑热"中有如下表述："青蒿虚疟寒热，捣汁服，或同桂心煎酒服。温热但热不寒，同黄丹末服。截疟，同常山、人参末酒服。"此外，在讲到草本青蒿时，他还在书中这样记载道："疟疾寒热肘后方：用青蒿一握，水二升，捣汁服之。仁存方：用五月五日天未明时采青蒿阴干四两，桂心一两，为末。未发前，酒服二钱。经验方：用端午日采青蒿阴干，桂心等分，为末，每服一钱……温疟痰甚但热不寒。用青蒿二两，童子小便浸焙，黄丹半两，为末。每服二钱，白汤调下。仁存方。"

及至清朝时，流传下来的医学著作《增补神效集》治疗疟疾的药方中，既有含青蒿的复方也有单方，其记载道："倪涵初治疟病奇效三方。疟之为害，南人患之，北人尤甚；弱者患之，强者尤甚。虽不至遽伤大命，然不治则发无已。治之不得其道，则恶邪内伏：正气日虚，久而久之，遂不可药。予所定三方，甚为平易无奇，绝不入常山、草果等劫剂，且不必分阳疟阴疟、一日二日三日及非时疟。人无老幼，病无久近，此三方不用加减，唯按次第服之，无不应手而愈。"

第一方：

广陈皮、陈半夏（姜汁煮透）、白茯苓、威灵仙各一钱，苍术（米泔水浸一日，切，炒）、厚朴（姜制，拌炒）、柴胡、黄芩各八分，青皮、槟榔各六分，炙甘草三分，生姜三片。井水、河水各一钟，煎九分。饥时服，渣再煎服。如头痛加白芷一钱。此方平胃消痰、理气除湿，有疏导开先之功。受病轻者二服即愈，勿再药。若三服后，病势虽减而不痊愈，用第二方，少则三服，多则五服。

第二方：

生何首乌三钱，广陈皮、柴胡、白茯苓、黄芩各八分，白术（炒）、当归、威灵仙各一钱，知母、鳖甲（醋炙脆，研粉）各二钱，炙甘草三分，生姜三片。井水、河水各一钟，煎八分，加无灰酒五分，再煎一滚。空心服，渣再煎服。此方妙在补泻互用，虚实得宜。不用人参、黄芪，摒去常山、草果，平平无奇，实有神效！即极弱之人，缠极重之病，十服后，立奏万全。所云加减一二即不灵应者，正此方也。

第三方：

人参、白术（炒）各一钱，黄芪（蜜炙）、当归各一钱二分，广陈皮、柴胡各八分，炙甘草三分，升麻四分。或加何首乌二钱、知母（炒）一钱，或加青蒿子八分、麦芽一钱、生姜一片、大枣一枚。水二钟，煎八分。半饥时服，用三五服，元气充实，永不发矣。

此外，《增补神效集》中还有一方，主药为青蒿，药名为"青蒿丸"，药方如下："青蒿叶不拘多少，阴干为末，用稀面为丸，梧桐子大。晒干，瓷瓶收贮。采时宜五月五、六月六、七月七等日，每服三钱。一切疟疾：前一日下午无灰酒下，次早再服一次。"

除却这些医学典籍里所记载的治疗疟疾的方子，在民间同样也保存着不少这样的以青蒿入药的药方，如摘选自《疟疾专辑》中所载的《存仁堂方》："温疟不止。黄丹（炒）半两，青蒿（童尿浸）二两，为末。每服二钱，寒多酒服，热多茶服。"以及选自中医研究院《中医验方编辑》第一辑的另一个药方：疟疾。"青蒿叶五两，在烈日下，将青蒿叶晒干研末，瓷瓶收贮，勿令泄气。在疟未发前三小时，用一两，以开水泡服；发作前一小时用五钱，以浓茶泡服。"

而在湖南一些地区，则直接采用青蒿叶晒干泡茶以治疗疟疾，即：青蒿叶，晒干研为末瓶贮备用。每次用五钱至一两，于病发作前用开水或浓茶泡茶服。不过，此处所用的青蒿为黄花蒿。

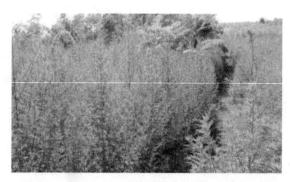

大片的黄花蒿

　　后来，随着整理工作的展开，越来越多的民间方子进入研究者的视野，其中据《草医草药》中记载就有一个主要以青蒿治疗疟疾的方子，方法为：青蒿叶晒干研粉，做成丸剂，每日用一钱二分，一次服，在发作前三至四小时内服用。同时还详尽地介绍了有关青蒿的栽培和采摘知识。《单方草药选编》中则记载道：青蒿叶（晒干、研末）在疟发前二至三小时，用开水泡服用五钱，可连服数天。

　　在广西壮族自治区，同样有着使用青蒿治疗疟疾的方法，主要是取青蒿的茎叶连花或子，晒干、研细过筛制成粉末。以开水浸十分钟或煮沸去渣服。在江苏则有将青蒿制成青蒿朵汤来治疗疟疾。此外，根据《安徽单验方选集》中记载，将青蒿叶揉碎，于发病前一至两小时塞鼻腔。可两鼻孔交替塞，直至不发病为止。

　　尽管从东晋到清朝，在治疗疟疾的药方当中，几乎都以复方的形式出现，青蒿很少被单独提到，除了《肘后备急方》一个验方，但直至今天，我们已经可以很清楚地看到，之前的那些药方之所有对治疗疟疾有效，很大的原因要归功于青蒿，是青蒿中的有效成分具有抗疟性，从而才真正地压制住了疟疾。

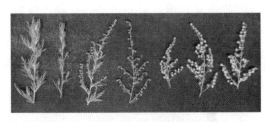

黄花蒿的花发育阶段

中国古代主要是以各种含有青蒿的药方治疗疟疾，那么国外特别是西方当时又是采取怎样的治疗方法呢？

16世纪之初，随着新航路的开辟，欧洲各国纷纷扬帆远航，踏上了殖民扩张的道路。当他们的脚踩上这片陌生的热带土地时，初时欣喜若狂，觉得自己获得了巨大的宝藏，但他们还没来得及高兴完，就立即意识到了一个严重的问题：事实并没有他们想象中的那般美好，疟疾，向他们伸出了魔爪。

哥伦布发现新大陆、麦哲伦完成环球航行之前，美洲还是一片神秘的"处女地"。特别是南部厄瓜多尔山区马拉卡托斯，更是被原始森林覆盖。那时，当地流行一种"怪病"：病人突然发冷、打寒战，之后又发高烧、说胡话，神志不清，甚至危及生命。今天人们都已熟知这种"怪病"就是疟疾，但是当时人们却认为这是"神的旨意"，只能坐以待毙。当然也有例外。当地一位印第安人患病后，爬到密林深处的一口小池塘边，喝了许多水。他原本只是想解渴，然而出乎意料的是，奇迹发生了：他的症状明显减轻。惊讶之余，他细心品味，才发现水是苦的，而池塘边生长着许多金鸡纳树，其中有几棵树枝倒立在水中。显然，苦味来自树皮的浸出液。从此，这种治疗疟疾的秘方便世代相传。

1640年，耶稣会的胡安·德·卢高被选为红衣主教，很坦然地去罗马上任了。卢高到了罗马正好是夏季，教廷里天天办丧事，一多半人正得疟疾，剩下的一小半人已经打算开溜了，人心惶惶，唯独卢高泰然处之。莫不成真来了个圣徒？非也，卢高从随身带的小箱子里拿出一小把粉，就水吞下：诸位，耶稣会有神药，从此不惧疟疾。卢高将该粉分送教廷中得疟疾之人，这些人服下数日后竟然痊愈了。耶稣会粉名气大振，大家纷纷索要，对于非教徒中人，卢高就不白送了，要用真金白银买，从此耶稣会财源广进。耶稣会粉，是用生长在南美的金鸡纳树的树皮磨成的粉，这种药粉正是1820年法国科学家皮埃尔·佩尔蒂埃和约瑟夫·卡文图从中成功地分离出抗疟有效成分——奎宁的原材料。

关于金鸡纳治疗疟疾，曾经还传入过中国，甚至还治疗了清朝的康熙帝，一时间名气大噪，为当时的中国人所熟知。

康熙得疟疾，是因为朝廷平定三藩之乱，八旗兵深入南方疟疾疫区，回来时把疟原虫也带回来了，通过蚊虫叮咬在北京城传播开来，连住在紫禁城里的皇帝也不能幸免。虽然到康熙得疟疾的时候，中医抗疟已有两千年以上历史，但这次的治疗，却步履维艰。皇上在宫中病得一会冷一会热，太医院全力以赴，将从有文字以来所有中医书籍中记载的治疟方法全试了一遍，结果统统无效。

无奈之余，朝廷张榜招贤，向民间征求良法。清廷这个做法，非常符合中医爱好者的理论，就是好中医都在民间。在验证了"太医院"学院派后，又对民间中医的丰硕成果进行了一场验证。可是，在几个大臣反复试用后，依旧没有良方。

就在这时，来了两个"洋和尚"。

来人是在京的天主教传教士白晋、张诚，他们奉路易十四之命来华，来以前正好赶上王子服用金鸡纳粉治好了疟疾，因此随身带了金鸡纳粉。不过他们一直没敢献，知道中华医学博大精深，这点粉就别露怯了。一直等到没有献药了，他们才敢出面。四位大臣先试服了药品，然后在宫中找了三位疟疾病人，都是一剂见效。这才给康熙服用，很快治好了疟疾。

康熙从此找机会就让人服金鸡纳粉，自己也在宫中进行了试验，了解了药效和剂量。后来，在康熙五十一年（1713）时，曹雪芹的祖父曹寅得了疟疾，向康熙请圣药，康熙在批复中写明了使用办法，并且嘱咐不要听庸医用补药的建议，一定要确定是疟疾才服用，可惜等药送到时，曹寅已经死于疟疾。

由此，金鸡纳树的特效药也在中国传播开来。《本草纲目拾遗》中有如下记录："……治疟。澳番（指澳门葡人）相传。不论何疟，用金鸡勒……一服即愈。"

　　但后来的事实证明，金鸡纳粉并非根本良药。一是因为种植难度，金鸡纳树对生长环境要求极高，不可能普遍栽种；二是金鸡纳粉本身有着严重的副作用，病人容易出现腹泻、哮喘、耳鸣、急性溶血。即使治愈了疟疾，它也可能会给病人带来比疟疾更致命的副作用。于是，后来西方人从金鸡纳中提取了有效抗疟成分——奎宁。

　　奎宁（Quinine），是俗称金鸡纳属、茜草科植物金鸡纳树及其同属植物的树皮中的主要生物碱。化学名称为金鸡纳碱，分子式 $C_{20}H_{24}N_2O_2$。1820 年法国化学家佩尔蒂埃（Pelletier）与卡文图（Caventou）首先制得纯品，它是一种可可碱和 4- 甲氧基喹啉类抗疟药，是快速血液裂殖体杀灭剂。

　　奎宁能与疟原虫的 DNA 结合，从而形成复合物，并且能够抑制 DNA 的复制和 RNA（核糖核酸）的转录过程，并以此来抑制疟原虫的蛋白合成，其作用较氯喹为弱。此外，奎宁还能够降低疟原虫氧耗量，从而抑制住疟原虫体内的磷酸化酶而达到干扰其糖代谢的目的。奎宁主要用于治疗耐氯喹虫株所致的恶性疟，也可用于治疗间日疟。

　　奎宁也引起疟色素凝集，但发展缓慢，很少形成大团块，并常伴随着细胞死亡。电子显微镜观察，可见原虫的核和外膜肿胀，并有小空泡，血细胞颗粒在小空泡内聚合，此与氯喹的色素凝集有所不同。在血液中，一定浓度的奎宁可导致被寄生红细胞早熟破裂，从而阻止裂殖体成熟。

奎宁对红外期（肝细胞内为裂体增殖，称红细胞外期）无效，不能根治良性疟，长疗程可根治恶性疟，但对恶性疟的配子体亦无直接作用，故不能中断传播。奎宁对心脏有抑制作用，延长不应期，减慢传导，并减弱其收缩力，对妊娠子宫有微弱的兴奋作用。口服后吸收迅速而完全。蛋白结合率约 70%。吸收后分布于全身组织，以肝脏浓度最高，肺、肾、脾次之，骨骼肌和神经组织中最少。一次服药后 1 — 3 小时血药浓度达到峰值，T1/2 为 8.5 小时。奎宁于肝中被氧化分解，迅速失效，其代谢物及少量原形药（约 10%）均经肾排出，服药后 15 分钟即出现于尿中，24 小时后几乎全部排出，故奎宁无蓄积性。

但有些讽刺的是，"金鸡纳"并不是欧洲医学的发现。欧洲自己的本草药物研究，直到 1785 年威廉·维瑟林（William Withering）的《毛地黄综述》（*An Account of the Foxglove*）出版，才算有了第一种"科学"灵药。"金鸡纳树皮"（Chinchona barks，Cinchona ledgeriahna）本来是秘鲁印第安人的土著药物。耶稣会教士在 1632 年左右从新大陆引入西班牙，后来天主教传教士将此药呈奉给中国的皇帝康熙，谓之"西洋圣药"。其实它是与中草药无异的土著本草，并非科学产物！

"金鸡纳"最初只是土著本草，但到了 19 世纪，经过大量新兴的科学研究，它的有效成分奎宁（quinine）成为有现代科学根据的治疟疾药。先是 1820 年法国的化学家皮埃尔·佩尔蒂埃（Pierre Pelletier）与约瑟夫·卡文图（Joseph Caventou）从"金鸡纳"分解出有效成分奎宁和金鸡宁（cinchonine）两种活性生物（alkaloids）；1880 年，驻阿尔及利亚的法国外科医生阿方斯·拉韦朗（Alphonse Laveran）用显微镜观察到疟疾病人血液的疟原虫（Plasmodium）；1944 年，在哈佛大学执教的科学家伍德沃德教授和德林教授第一次成功以人工方法合成奎宁。这些化学、药物学、病理学的发现，使原始的"金鸡纳"进化为治疗疟疾的现代医药。

"金鸡纳"的故事，也可用以说明中西医学在 19 世纪是如何分道扬镳的。在这之前，虽然西医的解剖学、生理学已远远超前于中国，但单就治疗而言，对于许多疾病，西医并不比中医更有办法。苏格兰的威廉·格伦（William Cullen，1710 — 1790）是 18 世纪最重要的医学家，他撰写了一系列疾病分类学的专著，其内容特点与我国隋代巢元方的《诸病源候论》相似。但他的治疗方法未超过古希腊的希氏医学，无非是放血、催泻和催吐，以及一些解热发汗药。对于大部分疾病的治疗，卡伦是"毫不掩饰地悲观"。在十七、十八世纪，有效的治疗仍主要是用毛地黄和金鸡纳这些本草。而单就本草药物而言，当时的西方医学并无可与李时珍 1578 年写成的《本草纲目》相比的学术著作。但"金鸡纳"与疟疾的科学研究，却是 19 世纪西方医学科学发达的缩影。

下　篇
世界的福音：青蒿素

第一章　青蒿素的诞生

第一节　越战时期的神秘任务："523 项目"

每个发现，背后都会隐藏着一个故事，或长或短，或简洁或复杂，青蒿素的发现亦不例外。如果要叙述，这应该是一个发生在越战时期的惊心动魄、诡谲跌宕的故事。

1955 年，美国发动了二战之后的参战人数最多、规模最大的一场战争——越南战争。这场战争前后历时二十年。随着战事升级，美越双方伤亡惨重。与越南同属社会主义阵营且毗邻的中国，向越南伸出了援手，1965 年起派出军队和医疗队援越抗美。而进入越南战场的中国医疗队却在此时发现了比枪支弹药更为可怕的"敌人"——抗药性恶性疟疾。

越南地处热带，山岳纵横，丛林密布，气候炎热潮湿，蚊虫四季滋生，本就是疟疾终年流行的地区。而随着当时可用的抗疟药物氯喹及其衍生药物已对越南流行的疟疾基本失效，美越双方部队因疟疾肆虐造成的伤亡损失都远远超过了战争本身造成的伤亡损失，这让美越双方都很头疼，不得不加紧对新型抗疟药物的研究。

当时，尽管美国国内已经基本消除了疟疾，但却无法保证在越战中的军队免受疟疾的侵扰。为了解决侵越美军的难题，美国专门成立了疟疾委员会，以便大量开展抗疟疾新药的研究。而越南则不得不向中国寻求帮助，越共总书记胡志明亲自到北京，向毛泽东主席提出"支援抗疟疾药物"请求。深知其害的毛泽东主席回答说："解决你们的问题，也是解决我们的问题。"随后，亲自布置了研发抗疟疾新药物的任务。

1967 年 5 月 23 日，中国人民解放军总后勤部和国家科委在北京召开了抗药性恶性疟疾防治全国协作会议，会议组织了60 多家科研单位协力攻关，并制定三年科研规划。防治抗药性恶性疟疾被定性为一项援外战备的紧急军工项目，以 5 月 23 日开会日期为代号，称为"523 项目"，并一直沿用下来。自此，这一集全国医药科研力量进行抗疟疾研究的项目成了一项带有军事色彩的紧迫性项目。

"523 项目"作为紧急军工项目，它最初的研究方向就带有明显的军用色彩：要求科研成果不但像一般医药科研那样保证药效好、毒副作用小，还要"一轻"，即体积小、重量轻；"二便"，即携带、使用方便；"五防"，即防潮、防霉、防热、防震、防光。

最先取得成果的是西医方向上的化学合成药协作组。本着紧急需要的宗旨，军事医学科学院首先把科研方向选择在"预防"上，并且在"523项目"启动前就开始了研究。很快，军事医学科学院研制出了防疟1号片，吃一次可以保证7天不受传染。随后又研制出防疟2号片、3号片，预防效果能长达到1个月。预防药虽然不能治疟疾，却能解参战军队的燃眉之急。越南战争期间，中国先后为越南提供了100多吨预防疟疾药物。

在西医方向取得初步成果的同时，中医方向的抗疟研究却屡屡受挫。

当时，"523项目"中医药协作组分别在中药和针灸两个方向进行着抗疟探索。

闻名遐迩的云南省药物研究所就在这样一个特定的历史条件下，加入了"523项目"这个战斗的集体，并最终幸不辱命完成了这项神圣而光荣的任务。"523项目"实施伊始，研究所主要是从两个方面入手：

第一，合成并筛选新化合物：主要是寻找新抗疟化学药物；

第二，筛选中草药：从发掘祖国医药学宝库入手，寻找抗疟药物。

研究所的主要工作首先是组织科研人员外出采药，供化学室提取后进行药效学过筛，进而进行临床验证。

生药室的同志们不断奔赴各地采集过筛样品；化学室、药理室的部分工作人员则需将实验室搬到现场，在高疟区开办疟疾专科……当时，由于正值"文化大革命"如火如荼之际，除物资匮乏、生活艰苦之外，他们还要承受沉重的精神压力。虽然条件艰苦，但云南药物所的"523"工作却一直没有停顿过。时光如梭，五年过去后，虽然先后也发现了鹰爪、仙鹤草、陵水暗罗等 10 余种重点抗疟中草药，找出了对疟原虫有明显抑制作用的金不换、管兰香等草药，但大多或因毒性大，或因含量过低而没有实用价值。过筛工作就此陷入了困境。

在实际研究、过筛成效不大的情况下，中医药协作组并没有就此放弃，而是将研究转至源远流长的——中医药典籍。自古以来，关于疟疾的治疗方法在众多中医典籍中皆有记载。中医药协作组遍寻古方、民间谚方、秘方，同时重点确定了 10 种有明确治疗疟疾作用的中草药，利用现代医学和化学技术进行分析研究。不过，这显然不是一朝之功。

另一方面，承担针灸治疗疟疾研究工作的是广东中医药专科学校（广州中医药大学前身）教师李国桥带领的科研小组。

虽然出身中医世家，又是科班毕业，但用针灸治疟疾对李国桥来说也是一项全新的尝试。针灸疗法属于临床，必须亲自到疟疾多发的疫区去。1968 年底，李国桥到了云南梁河县一个小山寨。寨子只有 20 户人家，户户都有疟疾病人，而且整个寨子一个月里就死去了 8 个病人。在李国桥为寨子里的病人开展治疗的过程中，仍旧不断地有人因疟疾死去。因为疟原虫的抗药性，治疟药物并非对每个人都有效。而关于针灸疗法，李国桥甚至很难明确是否产生了效果。原因究竟是什么？百思不得其解的李国桥决定"以身试病"。他从病人身上采血，注入自己的体内，主动感染了恶性疟疾。

几天后，病来如山倒，高热、发冷轮番袭来，李国桥的病状甚至比寨子中病人的病情还要严重。但他坚持不服药物，而让同事用针灸治疗。4 天过去，没有任何效果。李国桥这才开始服用已对恶性疟疾基本失效的氯喹，没有人敢保证氯喹还能产生作用。幸运的是，11 天后，李国桥痊愈了。

病中的李国桥坚持记录感染数据，寻找疟原虫发育规律。这次他用自己生命作赌注，虽然没有找到针灸治疗疟疾的方法，但留下了宝贵的实验记录，为此后治疟药物临床试验的开展奠定了基础。世界卫生组织编著的《疟疾学》，就记录着李国桥和同事们的亲身实验数据和研究结论。

经过无数次试验之后，李国桥最终做出了结论：针灸对治疗疟疾难以达到良好效果。针灸治疗恶性疟疾的探索也终止了。李国桥小组转为负责中医药协作组的临床实验，而另一支针灸研究的重要力量——中国中医研究院针灸研究所则退出了"523项目"。接替他们的，是屠呦呦所在的中医研究院中药研究所。

1969 年，屠呦呦和中医研究院中药研究所几位同事一同参与到项目中。那一年，屠呦呦 39 岁，职称是助理研究员，具有中西医背景，而且勤奋。研究中，屠呦呦很快崭露头角，她被任命为中药研究所"523 项目"研究组组长，带领 4 名小组成员寻找抗疟药物的线索。

屠呦呦首先系统地整理历代医籍。她还四处走访老中医，就连单位的群众来信也仔细地翻阅了一遍。由此，她专门整理出了一本《抗疟单验方集》，包含治疗疟疾的秘方偏方640多种，其中的用药就有后来提炼出青蒿素的青蒿。不过，在第一轮的药物筛选和实验中，青蒿提取物对疟疾的抑制率只有68%，因此并没有成为屠呦呦重点关注的对象。

那时，屠呦呦的注意力都集中在了胡椒上。这种在中国极为常见的植物，对疟原虫的抑制率达到了84%。这是一个很让人兴奋的数据，但此后的深入研究却事与愿违。屠呦呦发现，胡椒只能抑制疟原虫的裂变繁殖，灭杀效果却非常不理想。她果断放弃了胡椒后，又把目光转向了效果并不突出、却在中医药典籍治疟药方中屡屡被提及的青蒿。

早在公元前2世纪，中国先秦医方书《五十二病方》就已经对青蒿有所记载；340年，东晋的葛洪在其撰写的中医方剂《肘后备急方》一书中，首次描述了青蒿的抗疟功能；李时珍的《本草纲目》则说它能"治疟疾寒热"。

但是，当屠呦呦利用现代医学方法检验青蒿提取物的抗疟能力时，结果却并不理想。最初，青蒿提取物对疟原虫的抑制率为68%，且效果极不稳定。甚至于一次实验，它的抑制率只有12%。为什么在实验室里青蒿的提取物不能很有效地抑制疟疾？为什么同样的提取物却得出千差万别的结果？屠呦呦一时找不到答案，于是，她便重新翻出古代医学典籍，一本一本地仔细翻查。直到 1971 年下半年的一天，东晋葛洪《肘后备急方·治寒热诸疟方》中的几句话触发了屠呦呦的灵感："青蒿一握，以水二升渍，绞取汁，尽服之。"绞汁使用的办法，和中药常用的煎熬法不同。这是不是为了避免青蒿的有效成分在高温下被破坏？福至心灵的一个闪念，推开了紧锁青蒿素奥秘的大门。

"青蒿成株叶制成水煎浸膏，95% 乙醇浸膏，挥发油无效。乙醇冷浸，控制温度低于 60℃，鼠疟效价提高，温度过高则无效。乙醚回流或冷浸所得提取物，鼠疟效价显著增高且稳定。"这是屠呦呦研究得出的第一个验方。

她还特别提示：分离得到的青蒿素单体，虽经加水、煮沸半小时，但其抗疟药效稳定不变，由此可知"只是在粗提取时，当生药中某些物质共存时，温度升高才会破坏青蒿素的抗疟作用"。

在实验数据的一份效果对比图表中，利用水浸得到的青蒿提取物，对疟原虫的抑制率最低只有 6%；乙醇浸膏得到的挥发油毫无效果；乙醇冷浸得到的青蒿提取物则可达到 95% 的抑制率；乙醚青蒿提取物的抑制率则是 100%。

虽然，此时的"青蒿素"只是一种黑色、膏状的青蒿抗疟物质粗提物，离最终的青蒿素晶体尚有一段距离，但确定无疑的是，打开最后宝藏的钥匙找到了。

第二节　抗疟新药青蒿素
诞生：190 次失败换来的成功

1972 年 3 月 8 日，"523 项目"办公室召集所有参与单位，在南京召开了全国抗疟疾药物研讨会。屠呦呦在会上汇报了青蒿乙醚提取物的研究成果，举座振奋。屠呦呦报告的题目带有鲜明的时代印记：《毛泽东思想指导发掘抗疟疾中草药工作》。同样时代特征鲜明的是，这篇在青蒿抗疟研究上取得关键性突破的报告，并没有以个人署名的论文形式发表，而是迅速而自主地变成了集体的财富。

那时，中国的科研工作普遍采用"大科学计划、大协作"的模式，个体的成果和贡献，都由集体共享，协作攻关，凝聚成集体的成就。那个时代最显著的科研成果"两弹一星"是如此，青蒿素的研究亦是如此；屠呦呦是如此，参与"523 项目"的其他科研人员亦是如此。每一步抗疟疾药物研究的成果，都像接力棒一样在"523"科研团队中传递着，继续着先行者的成功，规避着先行者的失败。

即便是在 1972 年的全国抗疟疾药物研究会上，将自己研究成果和盘托出的也不是只有屠呦呦一人。在此之前，国内其他的科研机构已筛选了 4 万多种抗疟疾的化合物和中草药，并确定了在中医典籍中出现次数多、抗疟效果比较明显的 10 种中草药作为重点研究对象。

青蒿就是重点研究对象之一。不过，当时更被寄予厚望的，是效果更明显的常山和鹰爪。常山又名玉叶金花，是一种落叶小灌木，其根入药。科研人员从常山中分离出常山乙碱，确定为遏制疟原虫的有效物质，抑制率最高能达到80%以上。但常山的副作用同样大，服用后会造成剧烈的呕吐。苦于这种副作用一直找不到去除之法，因此对常山的研究暂告一段落。鹰爪是一种攀缘灌木，也是根部入药，对疟原虫的抑制率与常山相当。但是这种植物资源稀少，植物中的有效含量又低，很难大量提取，又被迫放弃了。

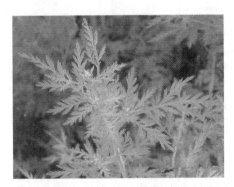

植物学上的黄花蒿，青蒿素的来源植物

在1972年的全国研讨会上，除常山、鹰爪的研究仍被重点关照外，还有科研单位汇报了仙鹤草、陵水暗罗等十余种中草药，对疟原虫的抑制率也达到了80%—90%。然而，只青蒿乙醚提取物的效果最为突出，由此激发了众多科研单位对青蒿的研究热情。

1972年到1973年，青蒿素研究捷报频传。

屠呦呦公开自己的发现后不久，中药研究所"523项目"小组从青蒿乙醚提取物中，获得了定名为"青蒿素Ⅱ"的白色的针状结晶。不过，这种结晶在临床前的动物毒性实验中表现出了心脏毒性。是执行否定方针，还是尽快拿到现场进行临床试用观察？屠呦呦选择了富有当时特色的解决方式，"由屠呦呦带头，共3人，经领导审批，住进中医学院附属东直门医院……"他们亲口试服了"青蒿素Ⅱ"。

试服的结果表明，"青蒿素Ⅱ"没有毒性，但后来在临床上的表现却不那么令人满意："效果不好，又出现了较明显心脏毒副作用。"（后查明是片剂崩解度问题，即有效物质从片剂架构中溶解出来的速度问题，改用青蒿素Ⅱ原粉胶囊，无心脏毒副作用。）

接着，屠呦呦用沸点只有53℃的乙醚，成功提取了青蒿提取物。

但是，提取青蒿素的实验过程却是繁复冗杂的。屠呦呦于2011年10月在科学月刊《自然》上发表的题为《青蒿素的发现——中药的馈赠》一文中记载："我们调查了2000多种中草药制剂，选择了其中640种可能治疗疟疾的药方。最后，从200种草药中，得到380种提取物用于在小白鼠身上的抗疟疾检测。

"东晋葛洪的处方给了我灵感。1971年10月4日，我第一次成功地用沸点较低的乙醚提取出青蒿素提取物，并在实验室中观察到这种提取物对疟原虫的抑制率达到了100%。这个解决问题的转折点，是在经历了第190次失败之后才出现的。

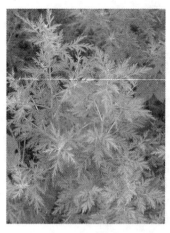

无花时的黄花蒿

"我一方面继续在文献中寻找答案，一方面进行实验求证。反复实验和研究分析，发现青蒿药材含有抗疟活性的部分是叶片，而非其他部位，而且只有新鲜的叶子才含有青蒿素有效成分。此外，课题组还发现最佳采摘时机是在植物即将开花之前，那时叶片中所含的青蒿素最为丰富。

"青蒿提取物治疗疟疾在动物实验中获得了空前的成功，那么，作用于人类身上是否安全有效呢？为了尽快确定这一点，我和同事们勇敢地充当了首批志愿者，在自己身上进行实验。在当时没有关于药物安全性和临床效果评估程序的情况下，这是用中草药治疗疟疾获得信心的唯一办法。

"在自己身上实验获得成功之后，我们课题组深入到海南地区，进行实地考察。在 21 位感染了疟原虫的患者身上试用之后，发现青蒿素提取物治疗疟疾的临床效果出奇之好。

"很难描述自己的心情，特别是在经过了那么多次的失败之后，当时自己都怀疑路子是不是走对了，当发现青蒿素正是疟疾克星的时候，那种激动的心情是难以表述的。"

而几乎就在同时，山东省寄生虫病研究所借鉴屠呦呦的研究成果和实验方法，用乙醚从当地的黄花蒿中提取出有效单体。

这种物质的临床试验没有毒性，且对疟原虫具有强效的杀灭功能，被命名为"黄花蒿素"。

1972 年底，昆明地区"523 项目"办公室主任傅良书从"北京各地区 523 办公室负责人会议上"得知北京中药研究所青蒿提取物抗疟有效的消息，回昆明后立即召集云南省药物研究所有关人员开会，传达了这一消息，并指示利用当地植物资源丰富的有利条件，对菊科 Artemisia 属植物进行普筛。当时云南省药物研究所对过筛样品有一套成功的制备模式，即采用"沙氏提取法"，用石油醚－乙醚－醋酸乙酯－甲醇连续提取得到四个不同的提取部位，加上水提取物，每一植物共筛 5 个样品，以避免遗漏。多次筛选，多次试验后，云南省药物研究所最终发现苦蒿具有高效、速效、低毒、抗鼠疟的特点。之后又用柱层析法从粗提物中分到了五六种单体，逐一进行鼠疟过筛，同年 3 月就确定了能使鼠疟 100% 转阴的有效成分"苦蒿结晶Ⅲ"。随后将苦蒿的植物标本送请著名的植物分类学专家吴征镒教授鉴定，被定名为菊科植物黄花蒿大头变形，简称大头黄花蒿，与北京资料中报道的青蒿（Artemisia apiacae）不同。依照国际天然化合物命名的原则，云南省药物研究所把他们获得的有效单体苦蒿结晶Ⅲ命名为"青蒿素"。

随后，云南省药物研究所的课题组将用上述溶剂汽油法分得的数百克黄蒿素制成片剂，课题组的同志带头加大剂量试服后，由个别同志带往脑型疟高发区进行临床试验。他们一边在当地医院救治病人，一边寻找临床试验对象。抗疟新药的临床试验要求十分严格，所选择的试验对象必须是未服用过其他抗疟药而病情又比较严重的患者。他们做了三例比较典型的恶性疟，一例是怀孕 6 个月的妇女，当时胎死腹中，并已进入昏迷前期，无法进药，只好撬开病人的嘴，用米汤将药灌下。50 多个小时后病人苏醒，血片检查，其体内的疟原虫已得到有效控制。另外两例也均为恶性疟患者，才出生四天的小孩和患脑型疟的青年，症状都十分凶险，服用药物后高烧很快就退了，疟原虫也查不到了。临床试验取得了巨大的成功，黄蒿素首次在云南被证明是一个高效、速效、无毒的抗恶性疟新成分。

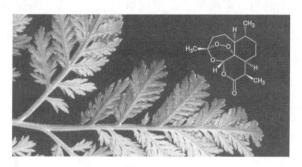
黄花蒿叶与青蒿素

三家科研单位制出了三个抗疟晶体，中草药抗疟疾研究取得了里程碑式的进步。

青蒿素在临床试验取得喜人结果之后，"523 项目"办公室马上确定了青蒿素为抗疟疾研究的攻关方向，一方面安排青蒿素简易制剂研究，尽快拿出抗疟疾成药；另一方面则加快青蒿素化学结构测定和改造的研究。

　　1973 年 3 月，中药研究所工作人员带着青蒿素找到中国科学院上海有机化学研究所研究员周维善时，他刚从"五七"干校回来。周维善后来当选中国科学院院士，是新中国最早一批从事有机化学研究的专家。周维善对测定青蒿素化学结构的任务曾颇感犹豫，仅凭经验就能判断，青蒿素是一个结构复杂的化合物，破解其奥秘绝非易事。但最终，周维善接下了这道难题。因为测定青蒿素化学结构的任务非他莫属，他也的确是最合适的人选——他毕业于医学院，后来转向有机化学，在医用化学和有机化学两方面均有极高造诣。

　　做这项工作一个人不够，周维善又找来了上海有机化学研究所甾体组的吴照华和吴毓林做助手。

　　要了解化合物的结构，首先要测它的分子式和分子量，确定其类型。其中，测定分子量需要高分辨率质谱仪，这在当时的中国属于尖端仪器，即便是科研能力在国内有机化学领域数一数二的上海研究所也不具备。周维善等专家打听到北京有一台，只能拿着青蒿素晶体样本到北京，请该单位做出了质谱。分析结果显示，这种晶体是一种由 15 个碳原子、22 个氢原子和 5 个氧原子组成的化合物，在有机化学中属于倍半萜类化合物。下一步就是将各个结构单元拼凑起来，也就是说，要凭借大脑将 42 个原子的结构想象出来。问题是，42 个原子理论上有成千上万种可能的结构，究竟哪一种是正确的结构呢？在质谱分析中，周维善发现了一个奇怪的化学结构"碎片"，其特征明显说明，分子中存在两个氧原子连在一起的情况。这在半萜类化合物极为少见。这两个氧原子又是怎么结合到一起的呢？作为有机化学顶级专家的周维善也解释不通。

后来，给出答案的却是抗疟中草药的"过气明星"——鹰爪。

1975 年，中科院上海药物研究所研究员李英，参加了在成都召开的"523 项目"中医中药研讨会。会上，一位专家汇报说，在鹰爪素的化学结构中也发现了两个氧原子连在一起的结构片段，并首次宣布这是一个过氧基团，抗疟疾有效成分的一个关键结构。这是青蒿素研究过程中的又一个"成功接力棒"，其传递的过程颇有戏剧性——李英参与了"523 项目"，她的丈夫是中科院上海有机化学研究所的吴毓林，周维善测定青蒿素化学结构的科研助手。

李英带回的成果，"一句话点醒梦中人"。

周维善小组设计了一系列复杂的氧化和还原反应，最终测定出青蒿素的结构。这是一个罕见的含有过氧基团的倍半萜内酯结构，而且这个药物的分子中不含氮。这一研究成果突破了六十多年来西方学者对"抗疟化学结构不含氮（原子）就无效"的医学观念。青蒿素的结构被写进有机化学合成的教科书中，奠定了之后所有青蒿素及其衍生药物合成的基础。

1978 年 11 月，中国"523 项目"领导小组召开青蒿素治疗疟疾科研成果鉴定会，并向世界宣告青蒿素的诞生。

第二章　青蒿素的当代传奇

青蒿素，来源于《诗经》提到的那株野草——"蒿"。

领奖台上的屠呦呦说："它属于科研团队中的每一个人，属于中国科学家群体。"

站在领奖台上，屠呦呦回忆起青蒿素的传奇历史，最初想到的就是神秘的"523项目"。

第一节　青蒿素相继获得国内大奖

似乎是一种冥冥之中的注定，屠呦呦和青蒿这株野草结下了终身的不解之缘。从做研究起，屠呦呦就将自己的心血都投注在了青蒿的研究上，与其说她发现了青蒿素，倒不如说是青蒿素成就了她，最终将她送上了诺奖的领奖台，登上了医学界的顶峰，让疟疾——这个缠扰人类已久的如同噩梦般的传染性疾病从此无所遁形，销声匿迹。

纵观 1978 年到 1997 年的近二十年间，屠呦呦在研究项目上所取得的成就和所获奖项，几乎无一不是与青蒿有关。从 1978 年青蒿素抗疟研究课题获全国科学大会"国家重大科技成果奖"开始，屠呦呦就成为研究青蒿的获奖中人，不仅凭借青蒿素在 1979 年和 1984 年先后荣获国家科委授予的"国家发明奖二等奖"和中华医学会等级评定的"建国 35 年以来 20 项重大医药科技成果"奖项，而且随着双氢青蒿素的提取发现，屠呦呦再次在医学界大放异彩，仅在 1992 年，就将"中医药管理局科技进步一等奖"、国家科委等部门评定的"全国十大科技成就奖"和由中国中医研究院授予的最高荣誉奖和终身研究员称号三大奖项收入囊中。由于双氢青蒿素在治疗疟疾方面的显著效果，对医疗卫生事业做出了巨大的突破和贡献，1997 年，屠呦呦捧得了她在青蒿素研究上的第六个国内大奖，被卫生部评为"新中国十大卫生成就"。

尽管各种荣誉奖项加身，但屠呦呦并没有因此而懈怠自己的研究，她就如同一棵坚韧的大树，深深地扎下自己的根须，不断地向内里延伸，这或许和她自身的品性有关。早在1958 年就获得由卫生部颁发的"卫生部社会主义建设积极分子"荣誉称号的屠呦呦，其实骨子里有着一股执着的劲头，认定了的事情就一定会认真地去做好。她扎扎实实地做研究、搞技术，正是这种在科学技术和医学上的勤恳踏实，不仅让她在 1982 年获得了全国技术奖励大会颁发的发明奖章和证书，更在 1984 年成为国家第一批授予的"中青年有突出贡献专家"。六年后，即 1990 年，她成为第一批享受政府特殊津贴人员。此时，已到了五十知天命的屠呦呦，可以说已经颇有一番成就。

古人常说，巾帼不让须眉，这放在屠呦呦的身上恰如其分。作为杰出女性的代表人物，1994 年，屠呦呦被中央国家机关授予"十杰妇女"称号。紧接着，1995 年，她又被国务院授予了"全国先进工作者"称号。

筚路蓝缕，栉风沐雨，一路走来，有坎坷、有磨砺，但这些背后的艰辛都被一项项荣誉的光环所笼罩。屠呦呦用一生的潜心研究，收获了属于自己的光辉荣耀。当诺贝尔奖到来的那一刻，似乎所有的付出都有了回报。她的研究，走出了国门，走向了世界，让全球的人们都有目共睹，并为之钦佩。

第二节　"青蒿素"国际会议召开，
科研成果差点旁落

1981 年 10 月，国际会议"青蒿素专题报告会"在北京举行。按照有关部门指令，屠呦呦被指定为会议首席报告人，并被强令要求将发明结果最实质性的内容全部做出陈述。当时会议上在座的 6 名医药专家里，有美国某陆军研究院实验治疗学主任凯菲尔德上校，越战时他也在苦苦地研发着抗疟新药，但无果而终。在会议上屠呦呦做了发明过程的详细报告，但令人惋惜的是，中国人发明的青蒿素，就这样在毫无保护的状况下公开做了分享，导致科研成果流失。

然而令人奇怪的是，当青蒿素的秘密被无偿地提供给全世界时，西方一向以竞争见长的制药业反应却很迟钝，似乎并没把这一抗疟的新药放在眼里。究其原因，大概有三个方面：一是因为西方医药界向来漠视中草药，他们并不完全相信仅仅凭借中国草药的成分就可以对抗疟疾；二是投资新药势必要淘汰旧药，旧药的开发经费将近数十亿，况且部分旧药对某些疟疾仍有一定疗效，这让依靠旧药带来巨大经济效益的药业开发生产商不愿意放弃眼前经济利益而冒险开发新药；三是感染疟疾的人群几乎全是贫穷地区的人民，经济购买力极低，以利润为本的资本主义企业不愿做穷人的生意。

此外，据说还有一个非常重要的原因，据法国《解放报》透露：当时的世卫组织犯了一个错误，他们在北京开过"青蒿素专题报告会"后，委托美国一个亲近军方的医学实验室，对中国的研究成果做检验性的"复核鉴定"。冷战时代，美国人习惯用敌对的眼光看待中国，因此在做所谓的"复核鉴定"时，他们竟用一种类似青蒿的植物（据说此植物采集于美国华盛顿的波托马克河河边）替代青蒿，其失败的结论可想而知。这样一来导致的结果就是，世界卫生组织对中国的所谓要给予帮助的"承诺"没有实现，世界卫生组织的医药专家们对青蒿素的科学性也产生了部分怀疑。

但是，在那一次国际会议上，中国关于《青蒿素的化学研究》的发言，还是引起部分与会代表极大的兴趣，并认为"这一新的发现更重要的意义在于将为进一步设计合成新药指出方向"。

那时候，中国的科学家们对知识产权的概念还基本处于"集体无意识"阶段，国家更没有健全的知识产权保护制度。对青蒿素这样重大的发明，竟没有一个人想到去注册专利。

"那时候也没有什么'专利'的概念，"曾参与过中越疟疾疫情调查的军事医学专家方辉（化名）说，"科技工作者们都觉得，只要确认是中国发明了青蒿素，就是为国争了光，就是对自己贡献的最大肯定。"而没有人意识到，这种没有知识产权保护的成果公开，却让中国发明的青蒿素"墙内开花墙外香"，几乎成了外国制药企业的"免费午餐"。

青蒿素治疗疟疾的科研成果，很快引起了世界卫生组织和国外机构的注意，它们开始跟踪搜集我国青蒿素的信息。另外，除了类似世卫组织的国际官方组织，还有一些民间力量，也将贪婪的目光投向中国发明。

欧洲一些聪明的药商随后便开始悄然行动。比如瑞士一家制药公司与中国有关部门合作，在20世纪90年代末期，就在北京郊区建厂，在青蒿素的基础上生产出抗疟的复方本芴醇，然后在40多个国家申请了专利。法国的一家药厂也与中国某单位合作，生产出青蒿素衍生物药品，然后出口。

其实早在会议之前，1980年12月5日，世界卫生组织致函中国卫生部就称，鉴于多种抗药性恶性疟原虫株蔓延带来的世界性严重威胁，世界卫生组织疟疾化疗科学工作组迫切希望近期在中国召开一次抗疟药青蒿素及其衍生物的研讨评价会议，探讨帮助中国进一步发展这类新药的可能性。卫生部同意后，中国与世卫组织长达6年的青蒿素领域合作从此开始。

伴随着1981年青蒿素国际会议的召开，1982年2月，中国与世界卫生组织达成初步合作协议：中方为了提供药物给国外临床试用和国际注册，计划在两年内完成三个青蒿素类制剂，包括质控标准、毒理实验，以及总共三期临床等6项课题研究。

但仅仅一个月之后，世卫组织疟疾化疗科学工作组在日内瓦全体会议讨论与中国签订的研究合作计划时，只确认青蒿琥酯（我国开发的一种青蒿素针剂）作为治疗脑型疟的优先开发项目，同时表示了对该制剂生产工艺的关切，并向中方提出将派 FDA（美国食品药物管理局）技术人员访华，进一步了解药厂生产与管理方面的情况。

FDA 一行来华，带给中国的唯一收获是，中方有关部门和药厂人员近距离地接触到 GMP（药品生产质量管理规范）认证，从 FDA 检查员那里了解到 GMP 的主旨是以严密的规章制度、科学的生产管理方法来保证药品质量合乎标准、安全有效。

而中国已经指定的两家生产青蒿素的制药厂，在 GMP 认证中得到的评语几近批判："在生产上缺乏严格的管理制度，特别是制剂车间的无菌消毒和测试方法还缺乏科学依据；在厂房设计与设备维护方面尚不够合理。"

这是一个中国科研人员和制药企业不情愿接受、却不得不接受的评价。曾陪同美国 FDA 一行检查中国制药厂的方辉，至今清楚地记得，在药厂无菌生产车间的实验台两侧，分别摆着一排玻璃杯，一排是"已消毒"，另一排是"已使用"，但玻璃杯上却没有任何标签区分。一个叫泰斯拉夫的美国 FDA 的 GMP 检查员让所有人都背过身去，他从两排玻璃杯中各取一个，然后问大家："谁知道哪只杯子是干净的？"中方人员面面相觑，连这个实验台的操作员都答不出来。

"这就是 GMP 认证，看似简单的事情，执行中却非常不简单。"泰斯拉夫说。

事后世卫组织给中国提出了两条建议，要么新建一家符合GMP认证的制药厂，要么与国外合作，利用国外设备生产青蒿素药剂，以尽快完成国际药物注册。世卫组织同时推荐美国华尔特里德陆军研究院与中国合作青蒿琥酯的开发研究。但在与世卫组织推荐的美国机构谈判中，双方在具体条款上分歧巨大，纠扯了近两年时间。

当时中方没有人意识到，就是这两年的时间，让中国人发明的青蒿素如鲜花般开在了国际的原野上。

在此期间，国外在中国青蒿素研究基础上所做的开发突飞猛进。瑞士罗氏药厂对青蒿素进行了人工全合成；美国华尔特里德研究院已分离出青蒿素并测定了理化常数……世卫组织热带病处官员当时曾明确警告中方："你们已经没有什么秘密，你们研究的东西有被别人抢走的危险。"最终由世卫组织协调的中美机构合作，经过两年反复纷争之后，仍"以没有谈判而结束谈判"。

中国与世卫组织进行的青蒿素项目合作，最终无果而终。但在国际医药市场上，青蒿素类药物却已经开始作为抗疟疾特效药大行其道，这种间接的华丽的国际认可，是用巨大的代价换来的。

在国内，制药企业虽然生产了青蒿素产品，但因为生产条件未达国际GMP标准等问题，青蒿素类抗疟药物一直难以走出国门。在世卫组织采购的青蒿类产品名单里，很长时间里都没有中国企业的名字。

庆幸的是，青蒿素宣告诞生之后，中国的科研工作者并没有就此止步。"文化大革命"结束后，各项工作开始走上正轨，由于抗疟药物研究项目最大的成果是发明了青蒿素，中国青蒿素指导委员会开始代行其责，统一领导青蒿素后续研究和衍生药物的开发、实验与推广。

当年传递了青蒿素化学结构过氧基团"接力棒"的李英，在 1977 年成功研制出了青蒿素的第一个衍生物——蒿甲醚。在 1978 年至 1980 年的近三年时间里，蒿甲醚在国内疟疾流行区进行临床试验，共治疗疟疾病人 1088 例，其中致命的恶性疟疾 829 例，治愈率达 100%。而且蒿甲醚的使用剂量小、药效快、无毒性反应，综合药效比青蒿素又高出了一大截。

蒿甲醚的"接力棒"后来又传到了解放军军事医学科学院研究院周义清领衔的科研小组。1990 年，周义清科研小组完成了蒿甲醚和本芴醇复方抗疟新药的研发。长年单纯地使用氯喹作为基本药物，正是疟原虫产生抗药性的根本原因，而复方抗疟药则可以最大限度地避免抗药性产生。蒿甲醚和本芴醇两种新药构成的复方，是我国科研工作者在抗疟疾药物研发中的又一个重大突破。

不过，我国开发出的抗疟疾药物也面临着一个尴尬的局面：国内市场不断缩小，甚至已经趋近于零。疟疾的危害历史虽然久远，但它会随着城乡生产生活条件的改善、基本卫生医疗条件的改善、疟原虫滋生地的消失，而逐渐退出人们的生活。一个最简单的例子是，1978 年，尚未开发开放的深圳还出现过疟疾疫情，但被划定为特区之后，疟疾再也没有接近过那块土地。

改革开放至今，疟疾几乎已从中国绝迹，只有海南、云南的偏远山区，偶有病例报告。因此面对国内几近饱和的市场，要体现中国抗疟新药的真正价值，就必须打开国际市场。而 20 世纪 90 年代之前，中国发明和生产的青蒿素，还只能作为外国药厂的原料药出口。

1990 年 3 月 9 日，中国中信技术公司与军事医学科学院、昆明制药等机构组成的科工贸合作体作为复方蒿甲醚片剂（蒿甲醚－本芴醇复方）项目的商务代表，在国家五部委支持下，与瑞士诺华公司进行合作开发谈判。

吸取了上一次丧失青蒿素专利保护的教训，中方这一次为蒿甲醚－本芴醇复方申报了专利保护，1990 年申报中国专利，1991 年申报国际专利。1994 年，诺华公司与中方正式签订了为期二十年的《专利许可协议》。

蒿甲醚－本芴醇复方产品冠上瑞士诺华的商品名后，迅速在 2002 年被载入世卫组织基本药物目录，进而成为多个非洲国家首选的一线疟疾治疗药，还被世卫组织、无国界医生组织（MSF）、全球基金（GFATM）推荐为援助用药。它是迄今为止，中国药品通过与国际上知名度高的制药企业合作，使之以国际水平的研究成果走向世界的一个先例。

从药材筛选、有效成分提炼到临床实验、结晶获取，再到结构分析、人工合成直至新药研发，青蒿素的发现发明过程犹如众多科研人员环环相扣的接力赛，每一棒都功不可没。

第三节　在拉斯克医学奖面前，争议也不过是八卦

2011年9月12日，时年81岁的中国女科学家屠呦呦获得美国"拉斯克医学奖"临床医学奖，获奖理由是"因为发现青蒿素——一种治疗疟疾的药物，挽救了全球数百万人生命"。自此，青篙素药物也成为我国唯一被世界承认的原创新药。

此前在公众视野里默默无闻的屠哟哟获得拉斯克奖，也重新引发社会各界的一个争议：是否应该把"文革"期间政府一个大规模项目的成果归功于一个人。

科学界主流的答案是：没法确定奖项的归属。也就是说，学术界还有很多人根本不承认青蒿素是屠呦呦发现的。屠呦呦获奖后，中国科协主席韩启德在一次公开场合的发言中曾表示："青蒿素的发明，一直是我国引以为豪的科技成果，但仅仅由于难以确定成果归属而一直没有得到足够的表彰和奖

励……"而曾任北京大学生命科学院院长的饶毅教授认为，青蒿素的发现史，"有助于了解中国大科学计划、大协作的优点和缺点"——"两弹一星"是成功的例子，而青蒿素的经验并不同于"两弹一星"。

1978 年，"523 项目"的科研成果鉴定会最终认定：青蒿素的研制成功，"是我国科技工作者集体的荣誉，6 家发明单位各有各的发明创造……"在这个长达数页的结论中，只字未提发现者，只是含糊地说：北京中药所 1972 年 12 月从北京地区青蒿植物中提取出青蒿结晶物，实验编号为"青蒿素Ⅱ"，后改称青蒿素。当然，"青蒿素"的名称也是来自那次会议。

大协作的抗疟新药研发计划按照预定的轨道取得成功。然而很不幸，后来的一切并不像那份文件所希望的："排名争议达成一致。"在后来的几十年中，被认为不够"淡泊名利"的屠呦呦成了整个团队中让人不安的因素，她个性中执拗的方面也慢慢显现了出来。

中信的青蒿素项目经理刘天伟在博客中提到，2004 年，泰国的国际性医学奖玛希敦奖将 5 万元美金和一枚奖章颁发给了中国青蒿素研发团体，大多数青蒿素研究参与者都赞成将这笔奖金捐给四川酉阳地区（盛产青蒿）的中学。这时，屠呦呦提出，必须先明确她个人应该享有 50% 以上奖金的份额，然后，由她以个人名义捐给酉阳……"523 项目"中蒿甲醚的发明者李英确认了这个故事的真实性，"这笔钱因屠呦呦的反对，至今未落实是真的。但她提出的方案，我没有直接看到，而是间接听到的"。

这个争论起源于发现青蒿素特殊的军民联合的大协作、大项目历史背景，实质上是合作项目中科学承认和荣誉如何向集体和个人分配的问题，在一定程度上反映了中国和其他一些国家科学奖励价值取向的差异。比如，中国强调集体在场，美国则强调个人在场，即中国关注的重点是"集体"对科学成就的贡献，倾向于突出个人在集体的合作中发挥作用；美国则强调"个人"科学发现的优先权，更强调对个人的承认和奖励。当两种侧重有所不同的奖励制度发生交集时，受中国科学奖励集体在场价值取向影响，中国民众难以接受科学奖励的个人在场取向，于是产生了疑问与争论。

屠呦呦小组 1971 年发现青蒿素，1972 年在南京全国抗疟疾药物研讨会上报告这项发现，1977 年将研究结果以"青蒿素结构研究协助组"的署名发表第一篇中文论文，1998 年用"青蒿素及其衍生抗疟药合作组"的署名发表英文论文。

青蒿素在国内的获奖情况，我们在前文已经列举，此处不再做详细说明，只是凭借青蒿素，一路数来屠呦呦拿到的荣誉并不少。

1996 年，青蒿素获得香港求是科技基金会"杰出科技成就集体奖"，屠呦呦与其他 9 人一起获奖，10 人均分 100 万元奖金。获奖通知来函称，屠呦呦获奖的理由是"在采用乙醚提取青蒿抗疟有效部分的研究工作中，所取得的新成就，对社会及人类健康有实质的贡献"，她在求是科技基金会网页的得奖人名排序中，位居第 7 位。

"523 项目"是中国举国科研、军民大联合的结果。当时，各协作组研究人员在任务上分工合作，在专业上取长补短，在技术上互相交流，在设备上互通有无。当时的大协作也推动了中药探索之路的拓展，使得人力及财力资源向"523 项目"倾斜，使得科研突破的时间缩短。青蒿素发现前，其他项目组成员，做了累积性的、试错的和探索性的贡献，其中还有中药小组的其他重要合作单位如中国科学院上海有机所、中国科学院生物物理研究所等所做的贡献，都不容忽视和否认。

当然，屠呦呦发现青蒿素之后，首先在"523 项目"会议上公开青蒿素数据而不是以个人名义发表论文；项目组以集体署名发表中英文论文，即集体分享知识产权；青蒿素所获奖励不少，但大部分为集体奖项且从未获得过国家级别的一等奖，这与美国拉斯克基金会的做法形成了鲜明的对比。求是科技基金会为青蒿素颁发杰出科技成就集体奖，10 人均分奖金，这种科研成果集体化的做法使得"集体"的作用得以被肯定、强调、凸显，甚至夸大。有舆论认为，中国对青蒿素成果奖励不够，也使得对青蒿素做出重大贡献的个人和成果本身被淹没在集体和其他的普通科学成就中了。

其实，正如中国对青蒿素的多次奖励并未完全忽略对个人的奖励一样，求是科技基金会在授奖过程中也并未完全忽略项目组中个体科学家对青蒿素贡献的差异，他们对差别的处理即在授予集体奖和对获奖人平均分配为数不多的奖金的前提下，评选出具有最大贡献的十位科学家，按照他们所认定的重要性进行排序，即获奖名单的确定使得小部分个人在集体中突出，获奖人名字的排序使得获奖者的重要程度得以区分。对个人差别的处理值得关注的是，与拉斯克医学奖的大力首肯不同，屠呦呦的获奖理由和排名并没有处于奖励的中心，排在第一位的是蒿甲醚的发明者。可见，个人创造性的大小并非基金会奖励排名的唯一依据。

在强调"个人在场"的同时，拉斯克基金会也并未否认屠呦呦团队其他成员和其他合作成员的科学贡献，授奖说明中多次提到"屠带领她的团队""她的团队"等，在叙述青蒿筛选过程时，用"屠和她的团队"（指余亚纲和顾国明）；在讲"青蒿素的分离和纯化"时用"她和她的同事"（指钟裕容）；在提到青蒿素临床试验时用"其他研究所的许多科学家"，着重以介绍参与者姓名、工作单位、参与时间和具体贡献的方式肯定了"20世纪70年代中期开始对青蒿素及其类物质进行临床试验的来自广州中医药大学的李国桥"和"1980年加入李行列的来自香港远东罗氏研究基金会的基思·阿诺德（Keith Arnold）"两人对青蒿素在临床工作方面的卓越贡献。

根据饶毅的说法，屠呦呦小组在没有发表文章、取得发现优先权的情况下，在会议上公开青蒿素发现及其数据，且延迟6年才发表第一篇中文文章的做法，并不符合现代中外作者先发表论文再与其他人分享研究成果的常规科学实践。这在一定意义上是中国"集体在场"观念对科学家塑造的结果，维护个人发现优先权与这样的观念相违背，是"不合法"，甚至是受阻碍的。例如1996年8月31日，屠呦呦在求是科技基金会的颁奖仪式上按规定简单汇报了青蒿素及双氢青蒿素的研制历程，就遭到了一些人的诟病，认为她的报告太过凸显自己在青蒿素发现过程中的作用。

尽管"523项目"是范围颇广的大协作，但正如上文所论及的，就屠呦呦采用乙醚提取法来说，肯定是青蒿素发现过程中迈出的关键性、核心的一步。然而，即使抛开评奖科学家们的倾向和兴趣，她不可替代的特殊贡献也会被"集体在场"的价值观取向所模糊化。

2009年，屠呦呦出版了专著《青蒿及青蒿素类药物》，但因为引文署名的细节，马上便有人撰文批评她：未能充分肯定其他研究小组的作用，更没有肯定自己研究小组其他成员的作用——这正是反对方的主要理由——他们认为，屠呦呦夸大了自己的研究组在"523项目"中的作用，夸大了自己在研究小组中的作用。

关于屠呦呦获奖，中国中医科学院院长张伯礼院士指出：

"她（屠呦呦）第一个将中药青蒿引入当年的 523 项目组，第一个提取出来了具有 100% 活性的青蒿素（191 号样品），第一个将其用到临床而证实它有效。"

饶毅与黎润红（北京大学医学人文研究院研究员）、张大庆（北京大学医学史研究中心教授）也在文章中肯定，"屠呦呦在青蒿素的发现过程中起了关键性的作用"。其理由也有三条："屠呦呦提出用乙醚提取对于发现青蒿的抗疟作用和进一步研究青蒿都很关键；具体分离纯化青蒿素的钟裕容，是屠呦呦课题组的成员；其他提取到青蒿素的小组是在会议上得知屠呦呦小组发现青蒿粗提物高效抗疟作用以后，才进行工作的，获得纯化分子也晚于钟裕容。"可见，中国也有科学家和学者因"第一性""关键性""优先性"等认为屠呦呦个人获奖具有合理性，认可科学奖励的"个人在场"价值取向。

屠呦呦本人在肯定集体贡献的同时认为，能获得拉斯克医学奖，是由于该奖重视科研的独创性。在青蒿素的研发过程中，她的 4 个突破性成果最终赢得了评委会的认可：1. 首创的低温提取法；2. 明确了青蒿素的科属差异，青蒿素科属庞杂，有 5 个品种，她的科研团队首先发现，其中仅 A. annuaL 这种青蒿含有青蒿素；3. 明确了具有抗疟作用的有效成分存在于青蒿的叶片中，而在此之前，人们一直误以为有效成分存在于整株青蒿；4. 明确了青蒿叶中有效成分最高值的时期，只有在夏秋之交青蒿枝繁叶茂时，其抗疟有效成分才达到峰值。

饶毅在文章中曾说道："我们作为无争议方试图和屠呦呦交流也有一定困难，不理解她把中医研究院的原始材料至少有段时间收藏在自己家，不愿给我们看。"但查看过军事医学科学院一些相关的非公开资料后，他还是给出了结论：屠呦呦在青蒿素的发现过程中起了关键作用。因为，她的研究组第一个用乙醚提取青蒿，并证实了青蒿粗提物的高效抗疟作用。在拉斯克颁奖期间陪同过屠呦呦的美国国家卫生研究院资深研究员苏新专也认为，屠呦呦是那场发现中的关键人物——"她是把青蒿带到了 523 任务中的那个人"。

2011 年 9 月 24 日晚，拉斯克奖颁奖会后，屠呦呦告诉来访的新华社记者："这个荣誉不仅仅属于我个人，也属于我们中国科学家群体。"

同在"523 项目"中有重要贡献的李英表示，拉斯克奖评委会这次"不了解中国的实际情况，把当时由全国 523 办公室领导的数十个课题组都划归屠呦呦领导了"。而苏新专则提到，从青蒿到抗疟良药，各种各样人的贡献肯定少不了，但拉斯克奖并没有颁给整个组织，应该是因为，"作为一个鼓励科学发现的奖项，拉斯克奖倾向于只授予最初始的发现者"。

这仅仅是一场美式个人英雄主义与中式集体主义的交锋吗？"文革"时期的科研工作方式就是只有集体没有个人，论文也几乎不标明个人作者。饶毅就曾指出：如果先发表乙醚提取的文章以后再共享，她的研究小组也应该会先发表钟裕容纯化获得青蒿素晶体的文章，"这两篇文章应该建立屠呦呦小组的发现优先权"，这样，争议会少一些。是的，如果屠呦呦事先发表了论文，所有的争议也就将不再存在。

2011 年 9 月 24 日，81 岁高龄的屠呦呦，登上了美国拉斯克医学奖的领奖台。在发表获奖感言时，屠呦呦表示："青蒿素的发现，是中国传统医学给人类的一份礼物，因此，我要衷心感谢为青蒿素的发现和应用做出重要贡献的同事。能获得该奖项，我深感荣幸，作为一位在中国医学宝库中有所发现、并为国际科学界认可的中国科学家，我为此感到自豪！"

美国拉斯克奖是世界上极具影响力的医学大奖，因其很多获奖者后来成为诺贝尔奖的得主，所以称它是诺贝尔奖的风向标。众所周知，欧美医学界历来存有肤色歧视，而且排斥中医药，但青蒿素卓越的功效让他们佩服得五体投地。拉斯克奖的评委们对中国的女药学家屠呦呦肃然起敬，心甘情愿地将这项荣誉授予她。斯坦福大学教授、拉斯克奖评审委员会成员露西·夏皮罗在评价发现青蒿素的意义时说："人类药学史上，像青蒿素这种缓解了数亿人的疼痛和压力、挽救了上百个国家数百万患者生命的科学发现，并不常有。"

第四节　诺奖花落中国屠家，有机缘也有必然

北京时间 2015 年 10 月 5 日 17 时 30 分，瑞典卡罗琳医学院在斯德哥尔摩宣布：将 2015 年诺贝尔生理学或医学奖授予中国女药学家屠呦呦，以及另外两名科学家威廉·坎贝尔和大村智，表彰他们在寄生虫疾病治疗研究方面取得的成就。屠呦呦获奖，打破了中国多年来自然科学"零诺奖"纪录。

在中国，公众与科技界对诺奖的渴望是无须掩饰的事实。顺理成章地，在 2015 年诺奖宣布前那个热腾腾的 9 月，关于屠呦呦的报道，少不了这两句点评："离诺奖最近的中国女人"，"值得获诺贝尔奖"。

9 月 25 日，屠呦呦家乡的一份报纸说："区文保所致电本报，想以名人故居的形式保护好屠呦呦的故居……"那座要求保护的居所位于宁波市，1930 年底，屠呦呦出生在那里。屠呦呦是浙江省宁波人，出生于一个知识分子家庭。国学功底颇深的父亲，特别喜欢《诗经》名句"呦呦鹿鸣，食野之苹"，遂为女儿起了个充满诗意的名字——呦呦，寄托了父亲对她的美好期望。而"食野之苹"中的"苹"字，指的就是艾蒿类植物。或许是命运注定，在《诗经》诞生三千年后，这位名叫"屠呦呦"的中国女科学家，首次发现抗疟新药——青蒿素，拯救了千万生命，在人类药物史上写下光辉篇章。

屠呦呦从小伶俐聪慧，作为家中唯一的女孩，父母把诸多希望寄托在她的身上。而屠呦呦也没有辜负父母殷殷期望，从小学到初中，学业一直名列前茅，并以优异成绩考入著名的效实中学，高二时转入省重点中学宁波中学。翻开宁波中学的简史《百十春秋》，在1951年高中毕业生名单上，可以找到屠呦呦的名字。屠呦呦的同一届同学中人才辈出，有曾任北京大学常务副校长的王义遒、中科院院士石钟慈、少将童中杰、著名出版家傅璇琮、清华大学教授陈效中等。十多年来，宁波中学两个月一期的校报，一直都寄给屠呦呦，从未间断。

1951年，屠呦呦考入北京大学医学院药学系，选择了一个当时比较冷门的专业——生物药学，毕业后被分配到卫生部直属的中医研究院的中药研究所工作。从此，她便与中医药物研究开发结下了不解之缘。现居宁波东钱湖畔的清华大学老教授陈效中是屠呦呦的高中同班同龄同学，都是81岁。陈效中寒暑假回家乡宁波时，屠妈妈还经常让他带好吃的给宝贝女儿。屠呦呦特别喜欢吃香螺，屠妈妈就制成腌香螺托他带给北京的屠呦呦。陈老教授还说，生活中，屠呦呦是个"粗线条"。上学时，她的箱子里常常乱七八糟。结婚后，她家务活儿也不太会做，买菜之类的事都由丈夫李廷钊打理。有一次，她坐火车去外地开会，中途停车时她下车到月台上走走，竟忘了按时上车，被落在了站台上……

家乡人在那份报纸的头版上回忆，读书时的屠呦呦"长得还蛮清秀，戴眼镜，梳麻花辫"；读中学时，她"成绩也在中上游，并不拔尖"，但有个特点，只要她喜欢的事情，就会努力去做。

从 1955 年大学毕业，屠呦呦走进中药研究所。之后五十五年里，除参加过为期两年半的"西医离职学习中医班"，她几乎没有长时间离开过位于北京东直门附近的那座小楼。她最优秀的研究工作完成于 1969 年至 1972 年之间，正值"文革"时期。

1969 年，屠呦呦参加"523 项目"时 39 岁，职称是助理研究员。因为具有中西医背景，而且勤奋，在那个资深科学家大部分被"靠边站"的年代，屠呦呦很快被任命为研究组组长，带领一个小组的成员开始查阅中医药典籍，走访老中医，埋头于那些变黄、发脆的故纸堆中，寻找抗疟药物的线索。

从中草药中寻找抗疟成分并不是新鲜主意。1941 年，来自上海的药理学家张昌绍就曾尝试利用中药常山治疗南部沿海地区流行的疟疾。1946 年和 1948 年，他分别在《科学》和《自然》上报道中药常山及其活性成分的抗疟作用。不幸的是，"文革"中，张昌绍不甘侮辱，于 1967 年含冤自尽。而当时另一些原本致力于此的科学工作者也被剥夺了科研的资格。幸亏还有像屠呦呦这样的一些科研人员，没有因社会动乱放弃研究，在工作需要时能顶上来。

屠呦呦带领的研究小组，在第一轮的药物筛选和实验中，青蒿提取物对疟疾的抑制率只有 68%，还不及胡椒有效果。在第二轮的药物筛选和实验中，青蒿的抗疟效果一度甚至只有12%。为什么在实验室里青蒿的提取物不能有效地抑制疟疾呢？屠呦呦再次一头扎进古代医学典籍中，披沙拣金，苦寻线索。细心的屠呦呦终于在《肘后备急方》中，捕捉到青蒿与其他中药提取方法的不同，即"青蒿一握，以水二升渍，绞取汁，尽服之"。这令屠呦呦茅塞顿开。原来，问题出在青蒿的煎熬方法上，所谓"渍"者，"浸泡"也。"温度！这两者的差别就是温度！"以前青蒿提取是在高温下进行的。屠呦呦脑海灵光一现，有可能在高温密封情况下，青蒿杀灭病菌的有效成分就被破坏掉了。这个极易被忽视的细节，成为攻克难题的关键所在。恍然大悟的屠呦呦，开始思考，用什么方法既能提取青蒿素，又不破坏其中的有效成分？在历经190次实验失败后，屠呦呦独辟蹊径，改用沸点较低的乙醚进行实验，终于提取成功。从山穷水尽，到峰回路转，屠呦呦终于揭开了青蒿素的神秘面纱。

1971年10月4日，在60℃下，屠呦呦成功萃取青蒿成株叶片的中性有效部分，"那就是第191号样品"。时隔40年后，一脸兴奋的屠呦呦，依然记忆犹新："那天在实验室里，我观察到青蒿提取物在鼠猴身上疟原虫的抑制率，高达100%！"实验室一下子沸腾了，人们群情激奋，奔走相告。"屠呦呦提出用乙醚提取，对于发现青蒿素的抗疟作用和进一步研究青蒿素都至关重要。"当年参加科研攻关的李国桥教授如是说。

1972年在南京召开的全国抗疟疾药物研讨会，就是"523

项目"成果汇报会，屠呦呦上台发言，报告了青蒿素实验成果，获得与会专家一致好评。1973 年初，在屠呦呦对青蒿研究基础上，中药研究所成功提取出青蒿素结晶体，这也是中国科学家首次在世界治疗疟疾领域的重大突破，引起世界卫生组织瞩目。随后，青蒿结晶的抗疟功效在临床上得到验证。1973 年青蒿结晶在西南诸省抗疟功效得到证实。从此，青蒿素作为抗疟特效药，推广开来，成为抗击疟疾的"有效武器"。1979 年，当关于青蒿素的第一篇英文论文发表时，所有的作者和研究人员都隐去了自己的名字。对此屠呦呦说："当年就是这样，只要事情做成了就很欣慰。"毋庸置疑，在青蒿素研究领域，屠呦呦被公认为这项研究成果的首席发现者，对于青蒿素的诞生，起到了至关重要的作用。作为医药领域的重大发现，1979 年，青蒿素获得国家发明奖。1982 年，在全国科技大会上，经国家科委认定，作为该发明项目唯一代表，屠呦呦登上主席台，领取鲜红的发明证书和金灿灿的奖章。两年后的 1984 年，科学家们终于实现了青蒿素的人工合成。那年，青蒿素的研制成功被中华医学会等评为"建国 35 年以来 20 项重大医药科技成果"之一。中国中医科学院院长张伯礼曾在本院"2011 科技工作大会"上说，此次评奖关键看三个方面：一是谁先把青蒿素带到"523 项目"组；二是谁提取出有 100% 控制力的青蒿素；三是谁做了第一个临床试验。屠呦呦做到了三个"第一"，她得到这个奖实至名归。

一时之间，屠呦呦声名鹊起。回首当年参加"523 项目"时，屠呦呦的女儿才 3 岁，由于她全身心投入事业之中，对家和女儿的照顾就相对较少，尤其正赶上"文革"，丈夫下放"五七"干校，自己还要经常出差，去南方疟疾疫区搞调研。每当出差前，只要她一收拾包裹，女儿总是紧紧抱着她的大腿："妈妈，别走，我害怕一个人在家……"见女儿哭成泪人，屠呦呦也心酸不已，泪眼涟涟。她将女儿搂进怀里："宝贝，乖！妈妈出差是为了工作啊……"就这样，每次出远门前，屠呦呦只得将女儿放在单位托儿所里……如今提起这些心酸往事，她还是感慨万千："我们那代人，都以事业为重，以大局为重，很少顾及家庭和个人得失。就家庭这块来讲，我承认我不是个好妻子、好母亲。尤其是对孩子，在童年最需要母爱的时候，我却经常不能陪在她身边，内心总觉得愧对女儿……"因此，屠呦呦特别感谢供职于北京钢铁研究院的丈夫的支持和付出，她说："这枚军功章，也有老伴的一半啊。可以这么说，没有他的支持，就不可能有我今天的成绩！"有老伴细心呵护，屠呦呦晚年生活幸福快乐。如今，她的两个女儿，一个在英国剑桥大学任教，一个在北京工作。

老骥伏枥，志在千里。身为中国中医科学院首席研究员的屠呦呦，现在仍在指导几个研究生，虽已 80 高龄，仍思维清晰，精神矍铄，还经常参加各种学术活动，戏称自己是"80 后"。屠呦呦老家就在宁波城隍庙附近，位于开明街和莲桥街之间。老房子还在，不过早就没人住了，老邻居也都已经搬走。宁波市海曙区文保所有意以名人故居的形式来保护好屠呦呦的故居。

回望这次"有机缘也有必然"的诺贝尔奖所掀起的波澜，可以把镜头定格在 2015 年 10 月 5 日 18 时那个重要的时刻，首都医科大学中医药学院中药药剂学系主任王满元握着手机的手有些发颤，他在连续拨打导师屠呦呦的电话。但是，电话始终占线。

作为屠呦呦的关门弟子，也是屠先生一生带过的唯一一位博士生，王满元想在第一时间和老师分享这个不期而至的惊天喜讯——瑞典卡罗琳医学院在斯德哥尔摩刚刚宣布，授予屠呦呦与另外两名科学家 2015 年诺贝尔生理学或医学奖！这既是中国科学家在中国本土进行的科学研究而首次获诺贝尔科学奖，也是中国医学界迄今为止获得的最高奖项！

直到晚上 7 时左右，王满元才拨通电话。电话的那一头，导师屠呦呦一如往常温和的声音中，略显疲倦。对于获得诺奖，她言语淡定，"这回又要忙了"。实际上，这两天，屠呦呦家 20 平方米的客厅里一直在迎来送往，前来道贺的老朋友、老同事，以及从四面八方闻讯赶来的媒体记者们络绎不绝。

10 月 6 日上午，王满元和同事到访时，屠呦呦正端坐在聚光灯下，操着江浙口音回答记者们的提问，精神不错，只是因一宿未眠，神情中略带倦色。看到客人中有两个小孩，屠呦呦中断了采访，上前逗了逗孩子，连声招呼从冰箱取来糖果分给他们。惯常，老两口儿会留一行人吃午饭，为了不打扰导师休息，王满元他们决意回去。走到楼梯口，屠先生看着空荡的楼道说："幸亏是国庆假期，周围的邻居都出去玩了。要不然，要给左邻右舍添麻烦喽！"

王满元第一次"认识"自己的导师，是通过一本笔记本。这本 32 开深绿色的笔记本，记载着屠呦呦年轻时对中药中各大类化学成分提取、分离的一些信息。2002 年，王满元刚刚入学时，屠呦呦将这本笔记交给他，让他对植物化学有所了解。在当时的王满元看来，这本写满了中药药材化学属性的笔记"依旧不过时"。

透过泛黄的扉页，王满元仿佛看到了一位严谨笃行的学术前辈每日伏案的瞬间。这本扉页上写着"向雷锋同志学习"的笔记，成稿于 20 世纪 60 年代末 70 年代初，当时屠呦呦刚刚参加抗疟疾药物研发的"523 项目"，在科研资料不易得到的情况下，很多中药信息只能从各地学校革委会的传阅材料中收集。每每获得，她就抄录其中，纤毫必录。用了三个月时间，她收集了包括内服、外用、植物、动物、矿物在内的 2000 多个方药，对其中 200 多种中草药的 380 多种提取物进行筛查。

从 2000 到 1，屠呦呦与同事开始了爱迪生般的试错之路，结果包括青蒿在内的中药提取物，对疟原虫的抑制率都不如传统的氯喹效果好。"难道在中医药这个宝库就掘不出宝来？一个氯喹不可超越，一个常山已到尽头，真的无路可走？"屠呦呦不死心，她又回到原点，从典籍出发，在东晋葛洪所著的《肘后备急方》中找到了钥匙。从 2000 到 1，屠呦呦实现了质变的飞跃。

1981 年，在北京召开的青蒿素国际会议上，青蒿素在世界舞台上崭露头角。会议主席、世卫组织疟疾化疗科学工作组阿南德教授高兴地说："青蒿素的独特结构和抗疟作用方式，是和任何已知的抗疟药毫无雷同之处，这就为今后设计合成新抗疟药提供了新思路。"

青蒿素的最终命运果真被阿南德言中。这株小草和其蕴含的神奇化学式，成为拯救千万疟疾病人于水火的救命药，也使得屠呦呦和青蒿素的发现成为中医学校课堂上的经典一课。

在肯尼亚的疟疾重灾区奇苏姆省，用青蒿素药物"科泰新"治愈的一名疟疾孕妇，将生下的孩子取名"科泰新"。有评论认为，青蒿素的发明，其人道主义价值要高于青霉素。这或许是屠呦呦获奖的重要原因。实际上，在屠呦呦获奖前，另一位华人诺奖得主杨振宁先生很早就相信青蒿素能摘得诺奖桂冠。2011 年 9 月，屠呦呦就已获得被誉为诺贝尔奖"风向标"的拉斯克医学奖。她也因此成为诺奖的重要人选。此后，每年诺奖公布前，她的学生都会守在电视机前，等待奖项的揭晓。连续几年，期望一次次落空，几乎让人觉得青蒿素已经获奖无望。在 2015 年汤森路透的诺奖预测名单中，屠呦呦也名落孙山。

这是一个国际学术界迟到了 39 年的认可！事实上，早在 1972 年 11 月，屠呦呦课题组就获得了抗疟有效组分青蒿素单体化合物。"这次获奖是意料之外，也是情理之中。"学界多位专家如此评价。

至于公众关心的年事已高的屠呦呦能否出席颁奖仪式，只能到 2015 年 12 月诺奖颁奖时才能揭晓。"她的血象指标一直都不太好"，或许是当年提取青蒿素，接触大量乙醚，导致中毒性肝炎，屠呦呦的身体一直不太好。2011 年那次去美国领取拉斯克医学奖回来，长途颠簸，又加上老年病较多，回来后骨头痛了一年。王满元说："前几天她获得哈佛大学医学院授予的华伦·阿尔伯特奖时，也因身体原因未能成行。"

"屠老师获奖后，朋友们问我是什么感觉，我说是'复杂'，并不完全是激动和兴奋。"让王满元挂心的是，在持续发酵的诺奖热度中，因为屠呦呦的中医药研究背景，还引发出奖项是授予传统医学还是现代医学的争论，让这个国人首次获得的奖项面临的语境愈加"复杂"。

屠呦呦所获得的这个诺贝尔生理学或医学奖，究竟是授予传统医学，还是现代医学？一时间，国内舆论莫衷一是。有人认为，屠呦呦的获奖代表了中医的胜利，甚至有舆论将青蒿素冠以"中国神药"之名。

在诺贝尔生理学或医学奖公布后的新闻发布会上, 诺贝尔奖委员会成员、发言人汉斯·弗斯伯格表示: "我们不是把本届诺奖颁给了传统医学, 我们是把奖项颁给被传统医学启发而创造出新药的研究者", "可以说, 这是受到了传统医学的'启发', 但这个奖项并不是给传统医学的"。

中国中医科学院学术委员会委员、曾任中药所药理研究室主任的廖福龙对此回应, 屠呦呦的获奖在日后会逐渐显现其重要意义, 它将鼓励研究者更多地将目光投向传统医学宝库。"国际学界对中医药的认识是比较肤浅的, 青蒿是中国几千年来使用的草药, 从中提取出有效成分, 这是一个很好的例证, 说明中医药这种临床实践和过去的文献积累, 都是有一定道理的。"他指出, 中药里大部分复方药还有广阔的空间, 对其研究实际上代表了中药研究不同于青蒿素提取的另一条道路。

北京大学生命科学院原院长饶毅等人曾在《中药的科学研究丰碑》一文中指出, 青蒿素的发现证明了一条成功的中药研究道路, 即确定中药特定化学成分和特定疾病的关系, 用传统的药物寻找全新化学结构的药物, 发现已有化合物的新用途。他表示, 这种模式打破了"对中药必须使用复方, 且不能按照现代科学标准来评判, 必须用它自己特殊的标准"的成见。

在对中医或褒或贬的争论中, 这两种来自学界的代表声音各有拥趸。有人指出，正是中国医药界尊复方药研究为主的现实，让屠呦呦多次与院士评选失之交臂。

"老祖宗留给我们很有价值的宝库，里面有很多东西值得深入挖掘，但是如何利用几千年前的东西，应该是当代科技水平的体现。"中国工程院院士、中国中医科学院院长张伯礼认为，将传统医学的思维、经验与现代科学技术巧妙结合，有助于原创性医学成果的产生。

"屠老师并不关注她的研究在中医中药领域的归属问题，也不关注对中医是不是科学的争论，她在心里坚信，传统医药是个宝库，而现代科技可以提高中药疗效。"王满元眼中的屠呦呦，是一位在科研生涯中将中药现代化作为毕生追求的医药科学工作者。

"青蒿素，是中国神药！"每次听到别人这么说，屠呦呦都会摇头。在她看来，青蒿素不能包治百病，但应该物尽其用，而我们对它的认识可能还只是管窥一豹。

"青蒿素这个星星之火，虽然一直在烧，却并没有形成燎原之势。"在中药研究所里，尽管屠呦呦如同一个传说，但真正在做青蒿素研究的人并不多，还是"按任务定规模"。被外界熟知的"青蒿素研究中心"也只是中药研究所大楼 9 层的两间实验室和一间办公室。

2002 年，屠呦呦承接"中药标准及相关中医药临床疗效评价标准"专项中有关青蒿的子项目，当时唯一的组员杨岚研究员将要去日本进修。因为人手缺乏，当时刚刚考取了屠呦呦博士生的王满元，就被要求提前进组。当时 72 岁的屠呦呦每个月都会打车到实验室，指导王满元开展相关研究。

1992 年，双氢青蒿素被批准为一类新药后，屠呦呦就将研究的重点转向了青蒿素对自身免疫性疾病的治疗上。她在研究中发现，青蒿素对红斑狼疮的治疗效果明显。到 2004 年，双氢青蒿素片获得药物临床研究批件。

但是，这份批件一直尘封在屠呦呦的办公桌里。一个现实的困境让她无法开展临床试验——钱。"当时，没有药厂愿意提供经费，因为双氢青蒿素对红斑狼疮治疗只是增加了药物的适应证，药物的制备工艺改变不大，对企业来说，利润难以保证。"王满元说。

此后，屠呦呦多方联系相关药厂，积极争取科研立项，希望能申请到科研经费，填补临床试验的巨大投入缺口，但始终无果。直到拉斯克奖，这份临床研究批件才重新得到关注。然而，此时这份批件已经过期！

"呦呦鹿鸣，食野之蒿。"屠呦呦的名字来自《诗经》名句。宋代朱熹曾注称，蒿即青蒿。这根坚韧的野草成就了她一生在科学旷野中求索的宿命。呦呦求蒿，其心也痴。

"屠老师究竟算西医还是中医呢？"每次有人这么问她，屠呦呦都微微一笑，不作回答。正如王满元所说，中医西医之争，屠呦呦并不关心。

"屠老师一辈子做科研的奔头儿就是利用科学技术探索中药更好的疗效，她对我的培养也是坚持这个信念。"王满元一入学就收到老师的"礼物"——屠呦呦已毕业的硕士研究生吴崇明和顾玉诚的硕士论文。这两篇研究传统中药延胡索、牡蒿、大蓟、小蓟的有效成分或化学成分的论文，承袭了屠呦呦做青蒿素研究的方法。王满元认为，这份礼物不仅意在让他揣摩其中的研究思路，也是对师门传统的一次研习。

在王满元攻读博士期间，屠呦呦还出资让他去北大医学部、协和医科大学学习中草药化学、波谱解析等课程。

"屠先生是一个特别执着、坚定、事业心特别重的人，心无旁骛。"王满元告诉媒体记者。屠呦呦平时有剪报的习惯，尤其关注健康卫生领域的重大事件和新闻，经常让王满元寻找相关资料补充知识。在"非典"期间，她和中国预防医学科学院合作，研究青蒿素类药物对"非典"疫情可能的治疗效果。

"他们这一辈科学家，有着很强的国家荣誉感和集体归属感，也有着很坚定和朴素的科学信仰。她对我的影响是潜移默化的，从她身上，我学到了做科研的真谛，那就是——在找到你关注的方向后，就要坚定地走完科研道路。"王满元说。

中医科学院主楼广场一侧的墙上，写着 1958 年毛泽东主席对中国卫生行业的期望："中国医药学是一个伟大的宝库，应当努力发掘，加以提高。"这也是屠呦呦奋斗一生的写照。

第五节 "三无"女教授的是非争议传奇

继 2011 年 9 月 12 日艾伯特－玛丽·拉斯克基金会公布了 2011 年度拉斯克奖获奖名单后，9 月 24 日，该基金会在美国纽约举行了隆重的颁奖典礼，81 岁的中国中医科学院研究员屠呦呦因发现青蒿素而登上了拉斯克奖的领奖台。自拉斯克奖设立 65 年以来，这是中国科学家首次获得这一奖项。

拉斯克奖是世界上最具声望的科学奖项之一，设有基础医学奖、临床医学奖和公共服务奖，由一个著名的国际评委会进行评审和评选。目前主持评委会工作的是 1985 年拉斯克基础医学奖和诺贝尔医学奖获得者约瑟夫·L. 戈尔茨坦；公共服务奖评选委员会主席为美国国家科学院医学研究所负责人哈维·V. 法恩伯格。

拉斯克奖获得者将获得一份褒奖其成就的获奖证书和 25 万美元奖金，以及一个萨莫色雷斯岛胜利女神雕像——象征着人类勇敢地战胜疾病、残疾和死亡。目前，已有 78 位拉斯克奖获得者之后又获得了诺贝尔奖。

拉斯克基金会自 1942 年创立以来的近七十年里，已授予世界各地一大批在理解、诊断、治疗和预防人类疾病方面取得重大进展、做出重大贡献的科学家、医生和医护人员，一直是医学领域科技进步的倡导者。拉斯克奖也是世界上最受推崇的科学奖项之一，专门授予以独特敏锐洞察力和坚忍不拔的毅力，在预防人类疾病和延长人类寿命方面做出重大贡献的科学家。

2011 年的拉斯克奖的三位获奖者，以他们渊博的知识、远见卓识的洞察力以及清晰的研究思路，向科技界展示了他们在细胞研究领域的新发现，以及发现挽救数百万人生命的药物，从根本上将人类从深受疟疾折磨的苦难中解脱出来所做出的贡献。拉斯克基金会董事长玛丽亚·弗莱雷说："他们以独特的创造力、创新精神和不懈的努力，在医学研究领域内独辟蹊径，做出了重大的发现和贡献。"

拉斯克基金会评审委员会主席约瑟夫·L. 戈尔茨坦说："在拉斯克奖的评审过程中，拉斯克基金会对理解蛋白质功能形式的突破性进展，以及探索疟疾防治新途径的科学家表示了赞赏和认可。"

9 月 24 日晚，拉斯克奖颁奖会后，屠呦呦告诉来访的新华社记者："这个荣誉不仅仅属于我个人，也属于我们中国科学家群体。"

之后不久，《科学》杂志的网络报道称："拉斯克奖重新点燃一个争议：是否应该把研发出强有力的抗疟药物——这个'文化大革命'期间政府一个大规模项目的成果——归功于一个人。"

那么，拉斯克奖评审委员会认定的最初发现者，靠"洞察力、视野和顽强信念"发现了青蒿素的屠呦呦，到底是个什么样的人？与屠呦呦共事过四十多年的同事廖富民沉吟了一下，说："她是个执着的人。"

屠呦呦获奖后，在一片叫好声中，人们渐渐发现了这位卓越的女科学家区别于传统意义中获奖者的独特之处，她既没有博士学位、留学经历，也不是两院院士，只是中医研究院中药研究所一名研究员。这让人们不禁揣测猜疑，于是，一些针对"三无"教授的非议又接踵而至。归纳一下，关于屠呦呦的非议主要来自三个方面：为什么是她获得诺贝尔奖，为什么她不是两院院士以及青蒿素归属之争。

说到诺贝尔奖，这是中国人的软肋。人们始终憧憬每年诺贝尔颁奖典礼上能够出现中国人的身影。

"诺贝尔的奖项发展到今天，更多是用来对科学家一生的贡献做总结性表彰，而不仅仅是表彰近期的成就。"上次，屠呦呦诺奖落选，《新京报》还专门发表文章《不必为屠呦呦落选诺奖而失望》，评判屠呦呦与诺贝尔奖的擦肩而过。文章从诺贝尔奖的表彰性质切入，讲到当年获得诺贝尔奖生理学或医学奖的三位科学家，他们在获奖领域的决定性成果获得承认，都比屠呦呦早得多。与之相比，青蒿素取得阶段性成果也好，获得业内和国际承认也罢，并无时序上的优势可言。

如果说，诺贝尔奖的表彰性质是客观因素，是我们无能为力的原因，那么，徜徉在中国坊间的另一种说法，只能让人哑口无言，那就是青蒿素的归属之争。

由于"523 项目"是在援外备战的背景下提出，具有军事机密的性质，在很长的时间里，项目的研究结果不允许向外公布。加之"文革"期间，科研工作者不能公开发表科学论文，种种原因导致这项工作在当时并不被"523 项目"以外的人所知。

没有文献，没有出版记录，便无从证明：屠呦呦是发现青蒿素的主要贡献者。即使后来屠呦呦获得拉斯克医学奖，还是有很多人站出来想要分一杯羹。毕竟，实验发现是课题组团结合作的成果。因而不少人坚持认为，奖项应该为集体所有，而不能只归功于一人。

对此，舆论带有倾向性，社会上也众说纷纭。

饶毅在其一篇名为《中药的科学研究丰碑》的文章中给出了比较中肯的观点。他提出：虽然对于青蒿素的归属问题争议不断，但有三点毋庸置疑。首先，屠呦呦提出用乙醚提取，对于发现青蒿的抗疟作用和进一步研究青蒿都很关键；其次，具体分离纯化青蒿素的钟裕容，是屠呦呦研究小组的成员；此外，其他提取到青蒿素的小组是在会议上得知屠呦呦小组发现青蒿粗提物高效抗疟作用以后进行的，获得纯化分子也晚于钟裕容。

让饶毅感到不平的还有："他们（屠呦呦和张亭栋）做出的贡献，在我看来，值得获得诺贝尔医学奖，而他们在国际国内的认可都远低于他们的实际贡献。两位皆非院士，其中一人可能从未被推荐过。"

在传统观念中，院士身份是评判一位科研工作者成就的一张有力的名牌。而闻名国际的屠呦呦并未得到这张名牌。

其实，从 2011 年拉斯克奖之后，屠呦呦就开始逐步进入中国大众的视野，并备受争议，直至 2015 年诺奖揭晓，有关"三无"女教授的争议更是几乎进入了白热化的阶段。先是科研成果是否应该功归一人，其次"三无"女教授何以能得诺奖。

回溯屠呦呦和青蒿素一路走来的几十年，我们会发现，很多特定的东西都带着特定时代背景下的烙印，比如，当年的屠呦呦，要是先发表论文，再站在国际会议上作报告，也许就不用在发明权上遭此非议。只是那个年代，没有那样开放的学术环境，不允许以个人名义发论文，所以很遗憾。再者，拉斯克奖授予方明确表示，奖项会发给最有贡献的原始发明者，这是国际奖励机制的规则，与中国应该共光荣共命运的这种集体荣誉精神相差甚远。这是不同意识形态下的产物，人们无法跟谁较真。因此，关于拉斯克奖的争议，其实大可不必。

再来说说有关最近比较热的"三无"女教授获诺奖问题。

从宣布获奖到现在，尤其是网络上关于此事的争议也可谓众说纷纭。有些人为屠呦呦的获奖拍手点赞；有些人认为既然"三无"，何以搞研究，何以出成果，何以获诺奖。后一种看法，正说明了许多国人在传统思维里的等级观念。似乎你就应该从小或者说从搞研究之初，一步步积攒"资历"。这样，当有一天你是博士，有留学经历、两院院士头衔，那么你获个什么拉斯克奖、诺贝尔奖，也就是顺理成章了。就好比，你就应该从一年级的 100 分考到大学里的 100 分，这才是正常的、规规矩矩地去学习，去走路，去经营人生。这也就是为什么，大多数人对于学霸，对于跳级的天才，对于少年仲永，会投以特殊的目光。因为在中国传统的文化里，有很多规矩不可以被破坏，也有很多门槛不可以被逾越。一步一步来，一层一层上，这是大众潜意识里的认知。

然而，我们往往忽略了，很多创新创造的思想，是工作中尤其是科研领域不可多得的火花，不能用既定的规则和认知去束缚，这就好似被剪去翅膀的天鹅，虽然它极大地满足了人类的观赏欲望，也相对被提供了安全保障，可是它也永远地失去了翱翔天空的高贵和自由。

所以，当质疑的声音遭遇到尊重发明创作的事实，那些刻板的等级认知便显得分外可笑。所谓的民主，所谓的公正，所谓的自由，应该是：有一天，总统的儿子和农民的儿子，可以坐在麦田里喝着啤酒，说着家常，自由自在。

返璞归真，无论流言蜚语再多，屠呦呦的科学贡献都无法泯灭。正如饶毅所说：最重要的是，这些药物救了成千上万人的生命，我们应该推崇他们的工作，肯定他们的成就。科学，有着客观的标准，通过争论可以将我们带进真理。

第六节 "诺贝尔"光环背后：值得铭记的群体

诺贝尔奖官方网站发布的颁奖文件中这样评价 2015 年的诺贝尔生理学或医学奖得主："由寄生虫引起的疾病已经困扰人类数千年之久，成为全球性的主要健康难题。尤其是寄生虫病会对世界上最贫穷的人口造成负面影响，极大地阻碍了改善人类健康与生活的进程。今年的诺贝尔奖获得者已经开发出新的治疗方法，为某些最严重的寄生虫病的治疗带来了改革性的突破。"

但是正如前面所述，青蒿素的背后有一个巨大的政治背景，荣誉的背后也是广大科技工作者半个多世纪的探求。

提起青蒿素，背后当然离不开 1967 年设立的"523 项目"。当时的领导小组由国家科委、国防科委、总后勤部、卫生部、化工部、中国科学院各派一名代表组成，直接归国家科委领导。领导小组下设办事机构，以中国人民解放军后字 236 部队为主，中国科学院、中国医学科学院、中国医药工业公司各派一名人员组成。办公室设在后字 236 部队，负责处理日常研究协作的业务与交流科研情况。由于任务的进展状况以及"文革"的影响，该项目管理机构的科研任务曾多次变动。

例如，1971 年 5 月 22 日在广州召开的全国疟疾防治研究工作座谈会上，"523 领导小组"由原来的国家科委（正组长）、中国人民解放军总后勤部（副组长）、国防科委、卫生部、化工部、中国科学院 6 个部门改为由卫生部（正组长）、总后卫生部（副组长）、化工部和中国科学院三部一院领导，办公室仍设在军事医学科学院。1978 年国家医药管理总局成立后，次年 9 月，国家医药管理总局提出"523 项目"自 1980 年起纳入各级民用医药科研计划之中，不再另列医药军工科研项目。

此后，领导小组由原来的三部一院变为卫生部、国家科委、国家医药管理总局、解放军总后勤部四个部门，化工部和中国科学院不再属于领导单位。1981 年 3 月 3 日到 3 月 6 日，在北京举行了"各地区疟疾防治研究领导小组、办公室负责同志座谈会"，这也是全国疟疾防治研究领导小组的最后一次会议。截止到当年 5 月该会议纪要下发，整个"523 项目"军民大协作的组织模式告一段落。

当时的中医中药、针灸防治疟疾研究小组组长为中国医学科学院药物研究所，副组长为上海针灸研究所和后字 236 部队。研究小组有三个研究题目，分别是：常山及其他抗疟有效中药的研究、民间防治疟疾有效药物的疗法的重点调查研究以及针灸防治疟疾的研究。参与单位有近 20 家。这个研究专题小组除了后来中医研究院中药研究所加入并一起研究出了青蒿素之外，还有许多其他的研究成果，比如对常山乙碱的改造、从植物鹰爪和陵水暗罗中分离出的有效抗疟单体鹰爪甲素和一种名为暗罗素的金属化合物等。

1967 年"523 项目"启动时，卫生部中医研究院中药研究所并没有被列为参加单位，直到 1969 年，在军事医学科学院驻卫生部中医研究院军代表的建议下，全国"523 办公室"邀请北京中药所加入"523 项目"的"中医中药专业组"。北京中药所指定化学研究室的屠呦呦担任组长，组员是余亚纲。

在青蒿素的发现过程中，也有一批默默工作的科技人员：

1969 年，屠呦呦和余亚纲先用民间验方：生药——酒溶性物——用有机（或其他）溶剂分离药用部位并进行了相应的药理筛选和临床验证，1970 年他们再进一步分离出胡椒酮晶体。同年 6 月，余亚纲总结了一份《中医治疟方、药文献》，筛选的药物具有较好的针对性，并对筛选的药物进行了相应的归类与总结。

北京中药所组织人员对青蒿的品种进行分析，了解到所用的青蒿都是北京近郊产的黄花蒿之后，他们开始寻找进一步的原因，最终认为是青蒿的采收季节不同对青蒿提取物的效价有很大的影响。在使用了同一季节采收的青蒿之后，他们发现青蒿有效粗提物的效价变得更为稳定。

1972 年下半年，中药所化学组有 5 个人参加提取工作，其中屠呦呦为组长，另外有倪慕云、钟裕容、崔淑莲以及另一位技术员。

1973 年上半年，为争取当年秋季进行临床验证，中药所在提取设备不够完善的情况下，又增派蒙光荣、谭洪根等人，并从研究院临时借调数名进修人员，先后从北京地区的青蒿中分离获得青蒿素Ⅱ 100 多克。

随后便开始对青蒿素Ⅱ进行结构测定。屠呦呦的小组确定青蒿素Ⅱ为白色针晶，后在北京医学院林启寿教授指导下，推断青蒿素Ⅱ可能是一种倍半萜内酯，属新结构类型的抗疟药。当时由于北京中药所化学研究力量和仪器设备薄弱，难以单独完成全部结构鉴定研究，于是与当时科研力量较强的中国科学院上海有机化学研究所一起协作做青蒿素Ⅱ的结构测定。

屠呦呦及其同事于 1975 年与中国科学院生物物理所的梁丽和李鹏飞取得联系，随即开展协作，用当时国内先进的 X 衍射方法测定青蒿素的化学结构。1975 年底至 1976 年初得到了青蒿素的晶体结构，结果于 1977 年发表。后经梁丽等人在精细地测定反射强度数据的基础上，又确立了它的绝对构型，并于 1979 年公开发表了《青蒿素的晶体结构及其绝对构型》一文。

根据有关资料记载，由于北京中药所有段时间未能提取到青蒿素，在全国"523 办公室"的协调下，云南省药物研究所和山东省中医药研究所为上海有机所提供了一些纯度较高的结晶供测定化学结构用。

一个药物从发现动物试验有效到后面的药理、毒理、质量控制、临床试验、生产工艺等系列研究，整个过程中需要不同科室、不同专业的团结协作才可以完成。作为一项特殊任务，更必须有很多人员的协作配合才能很好地进行。因此，在当时国内各种条件都比较落后的条件下，青蒿素的结构测定工作能够顺利完成，是"523 项目"的科研组与其他协作单位共同努力的结果。

2015 年诺贝尔奖授予中国科学家屠呦呦，以表彰其在青蒿素的发现过程中的卓越贡献。经过 30 多年，青蒿素类药物已在全球广泛应用，为挽救人类的生命做出了巨大贡献，可以说，这个大奖完全是实至名归。

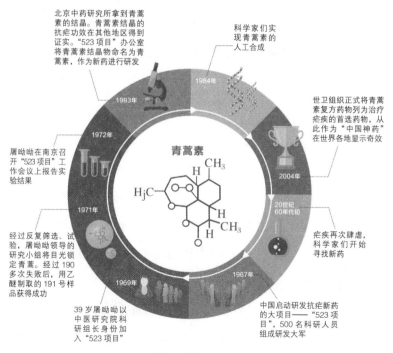

青蒿素的发现历史

不过，当了解了青蒿素发现的历史过程之后，也就清楚了该奖项的背后是一个庞大的科研群体，青蒿素的发明是一个传递接力棒式的过程，屠呦呦第一个发现了青蒿提取物，罗泽渊第一个从菊科的黄花蒿里拿到了抗疟单体青蒿素，李国桥第一个临床验证青蒿素有效……

北京中药所从中协调，"523 办公室"整体掌控并集合其他单位的设备及人力资源，举全国之力共同协作。各研究单位在青蒿素研发过程中的不同时期发挥了各自不同的作用，才保证了青蒿素的发现这一历史性创举得以在较短时间内获得成功。而国际大奖不针对"集体在场"的价值形态，决定了英雄背后的群体无法一一奖励，其他科研人员的贡献难免有所忽略，这实在是一个遗憾。正如青蒿素发现的重大价值理应褒扬一样，青蒿素发现的历程也应得以告之于众和澄清。

如果大树要度过严冬，必要落下每一片叶子以保证能够贮存生命的养分，科研工作如是。屠呦呦是站在顶端的幸运儿，但必须肯定，只有每一个工作人员的辛劳和努力，才能换来大树百年的枝繁叶茂。

第三章　青蒿素的药用

第一节　青蒿素及其衍生物应用

当时光的影像从青蒿和青蒿素漫长而又光亮的历史上收回的时候，让我们平心静气地再将目光聚拢回青蒿素本身。如果将从印第安人的传统药物金鸡纳树皮中分离得到的奎宁称为疟疾治疗史上的第一座里程碑，那么从中国传统药物青蒿中得到的青蒿素就是第二座里程碑。20世纪70年代青蒿素发现之后，人们就已经开始对它在体内外抗疟活性和临床试验做了全面的研究。

从药学的角度来说，青蒿素具有新颖的化学结构和独特的抗疟活性，青蒿素在体内吸收快、分布广、代谢快、能够透过血脑屏障，特别适用于抢救脑型疟和凶险型疟疾。由于中国、越南、泰国等国家及许多非洲国家恶性疟疾流行区疟原虫对氯喹、奎宁已出现抗药性，因此使得青蒿素在世界各地更广泛应用于疟疾的治疗。青蒿素类抗疟药主要有：蒿甲醚（Artemether）、青蒿琥酯（Artesunate）、双氢青蒿素（Dihydroartemisinin）等，其分子结构式见图。

青蒿素　　　蒿甲醚　　　青蒿琥酯　　　双氢青蒿素

青蒿素及其类似物化学结构式

（一）单方制剂的应用

1. 单方青蒿素在治疗无并发症恶性疟疾作用

所谓的单方制剂就是药品中仅含有一种有效活性成分。医学家们经过十多年在世界各地的大量的临床研究，最终得出数据证实：青蒿素类抗疟药对世界各国的不同人种的抗药性恶性疟疾的治疗都取得了满意的效果。它对疟原虫红内期无性体具有强力杀灭作用，同时也能减少恶性疟原虫配子体的传播。Mayxay 等人在老挝针对性进行了抗疟疾药物在体外的抗疟疾活性实验，结果得到下表的相关数据信息。

喹啉类及青蒿素类抗疟疾的 50% 抑疟疾浓度和抗药株比率

药物类型		50% 抑疟疾浓度 mol/L	95% 置信区间 mol/L	抗药株比率 %
喹啉类	氯喹	152.4	123.8–187.6	65
	奎宁	679.8	533.8–863.0	4.0
	甲氟喹	45.9	37.9–55.7	8
青蒿类	青蒿琥酯	5	4.4–6.4	–
	双氢青蒿素	6.3	4.5–8.9	–

由上表可知，喹啉类抗疟药 50% 抑疟浓度是青蒿素类药物的几倍甚至是上百倍，且抗药株比率高。这就使得喹啉类药物应用时需要较大剂量，并且单一应用效果不佳，从而使抗疟成本提高，使喹啉类药物使用受限。而青蒿素类抗药株没有检测出来，且其 50% 抑疟浓度较小，使其成为抗疟的一线治疗药。有人比较奎宁及青蒿素治疗无并发症恶性疟疾的临床效果时发现：青蒿素治疗组退热快，约 90% 的患者在使用后可在 48 小时内退热，原虫血症消失，治愈率达到 100%，且未发现明显不良反应。用奎宁治疗组效果明显不如青蒿素治疗组，且副作用较多，出现明显头晕、耳鸣、恶心、呕吐等不良反应，以此更进一步证明青蒿素在治疗无并发症恶性疟疾中的优越性。

李兴亮等人在中国云南用蒿甲醚口服片剂治疗恶性疟 52 例，临床治愈率达到 100%。观察结果也表明，蒿甲醚片剂治疗恶性疟具有与针剂同样高效、速效的效果。王槐芳等人用蒿甲醚片剂及青蒿琥酯针剂治疗了经氯喹治疗无效的恶性疟疾患者，72 小时体温恢复正常者占全部患者的 88.1%。不仅国内临床试验得到满意的数据，国外的研究也表明，青蒿素具有比其他抗疟药更快地清除血内的疟原虫和迅速地缓解临床症状的特性。

此外其他青蒿素类在治疗恶性疟疾时也有显著的作用。比如郭燕等人报道，用青蒿琥酯和奎宁治疗恶性疟作比较，青蒿琥酯、奎宁静脉滴注给药，青蒿琥酯治疗组未发现明显不良反应，奎宁组出现头痛、头晕、耳鸣、腹痛、腹泻、呕吐，以此说明青蒿琥酯退热速度和血中疟原虫清除率均优于奎宁，不良反应少。陈翔等人报道，应用奎宁治疗的病例中，奎宁每日用量超过 1 克或用药稍久就会出现金鸡纳反应，即明显头晕、耳鸣、恶心、呕吐、视力及听力减退等不良反应。用双氢青蒿素者未发现明显不良反应，双氢青蒿素比奎宁能更快地缓解临床症状，清除血中的原虫，约 90% 的患者在使用后可在 48 小时内退热，原虫血症消失。马金海等人报道，以蒿甲醚与奎宁治疗儿童恶性疟疾为例，比较蒿甲醚与奎宁的疗效。蒿甲醚组患儿平均退热时间、外周血疟原虫转阴时间及平均住院时间、脑型疟患儿昏迷清醒时间均较奎宁组为短，表明蒿甲醚治疗恶性疟疾的近期疗效优于奎宁。蒿甲醚临床不良反应轻微，且具有退热效应，其退热作用温和、稳定，出汗少，不易出现虚脱等不良反应，因此适用于儿童，用药途径采用口服或肌肉注射即可迅速达到疗效。

以上结果均说明，青蒿素类抗疟药，对不同人群的恶性疟及抗性恶性疟流行区，均有良好的疗效。

2.单方青蒿素治疗重症恶性疟疾的作用效果

恶性疟疾症状凶险，可导致严重的脑部病变、多脏器衰竭等严重并发症，病死率高，重症病例如不及时抢救，易致死亡。青蒿素是现有抗疟药中作用最迅速的药物，迅速杀灭、清除血疟原虫、缓解临床症状是其最大的优点。抢救重症恶性疟疾具有独特的明显优势。目前，青蒿素有针剂、片剂、栓剂三种剂型，供临床选择，治疗重症恶性疟患者方便快捷，可用不同的剂型、经不同途径给药，均取得可喜的效果。

1993 年世卫组织建议在抗奎宁地区限制使用蒿甲醚和青蒿素，此后，开展多项有关青蒿素衍生物和奎宁治疗重症疟疾中的比较研究。世卫组织热带病研究与培训计划署在冈比亚、肯尼亚、马拉维和越南协调了 4 项蒿甲醚和奎宁大规模的比较研究，对试验过程中的病死率分析表明，病人经蒿甲醚治疗后的存活机会至少和奎宁相等。在马拉维用青蒿素针剂治疗儿童重症脑型疟疾 28 例，并用奎宁注射液静滴治疗 37 例进行对比，结果昏迷病人用青蒿素苏醒时间较奎宁快。多项研究显示青蒿素注射剂对疟原虫的杀灭作用、清除血内疟原虫及对临床症状的改善均明显优于奎宁。在越南，研究人员应用青蒿素栓剂治疗恶性重症疟疾同样取得显著的效果，与静脉用药比较效果无明显的差别。越南 Vinh（城市名）等地用青蒿琥酯针剂、蒿甲醚针剂和青蒿素栓剂治疗重症疟疾 175 例，结果显示各组的退热时间、疟原虫转阴率、神志恢复时间、病死率等均相近。

（二）联合用药

由于青蒿素的水溶性和脂溶性均差，只能制成口服制剂，难用于抢救危重病人。另外青蒿素的代谢快，生物利用度较小，造成近期复发率较高（约 50%）。单一使用青蒿素治疗疟疾时会产生耐药性。为了延缓疟原虫对其产生耐药性，世卫组织在 2006 年 1 月 19 日发出通知，要求停止生产、销售单一青蒿素制剂或使用青蒿素单一疗法治疗疟疾。因此人们开始关注青蒿素复方制剂，1992 年，双氢青蒿素和蒿甲醚—本芴醇复方批准生产，以后又有几个双氢青蒿素的复方批准生产。

2001 年 4 月，世卫组织"遏制疟疾"技术咨询会提出"今后任何国家改变抗疟药政策时，都应改成以青蒿素为主的复方，青蒿素衍生物应包括在所有抗疟药的合用药中"，说明了青蒿素得到世界医学界的高度重视和广泛认可，青蒿素在抗疟疾方面扮演起重要角色。青蒿素单方对恶性疟疾的治疗具有很高的临床疗效，但为了使青蒿素更好更大地发挥作用和延缓抗药性出现，2001 年 11 月，世卫组织在上海召开的"抗疟药开发会议"达成共识，提出青蒿素衍生物应与其他抗疟药组成复方应用。

1. 青蒿素和伯氨喹联合用药

青蒿素具有吸收迅速、起效快、分布广、排泄快的特点，能快速有效地杀灭各种红细胞内期疟原虫，但缺点是治疗疟疾的复发率高。伯氨喹属于氨基喹啉类衍生物，对红细胞外期疟原虫与配子体有较强的杀灭作用，为阻止复发、阻断传播的有效药物。两者联用，即可降低青蒿素的复燃率，又可以弥补伯氨喹对红内期虫体的作用很弱的不足，两者合用可以根治间日疟疾。

2. 青蒿素和哌喹联合用药

哌喹主要对于抗氯喹性恶性疟有根治作用，但作用缓慢，而青蒿素起效快，两者联合用药，不仅可以提高抗疟的效果，降低了青蒿素的复燃率，也降低了治疗成本，还延缓了疟原虫对哌喹的耐药性，这在临床上有重要的意义。

3.青蒿素和萘酚喹联合用药

青蒿素和萘酚喹单用与联合用药比较，可看出青蒿素是一个速效的药物，但复燃率较高，萘酚喹的治疗作用相对较慢，但治愈率高。而萘酚喹与青蒿素组成的复方，在疗效上既保留了青蒿素速效的特点，也保留了萘酚喹治愈率高的特点，具有优势互补作用。在安全性方面，复方制剂与组分单药相比，萘酚喹有腹部不适、腹胀等不良反应，而组分单药青蒿素组及复方制剂组未见明显不良反应，并且应用复方制剂可大大降低两单药的药用剂量。

4.蒿甲醚和本芴醇联合应用

蒿甲醚具有杀虫速度快、控制临床症状迅速的优点，但由于它的半衰期短，疗程长，使用欠方便，而且不能有效防止其复燃。相反本芴醇的半衰期长，作用持久，具有较强的杀灭无性体作用，能有效防止其复发，但杀虫速度和控制临床症状比较缓慢。因而两者在药效学和药动学上的互补性使其合用比各自单用疗效好。两药合理配方制成片剂具有协同抗疟作用，不仅杀虫速度快，而且治愈率高，更缩短了疗程，并减少了两药使用剂量，达到了扬长避短的目的。

5.蒿甲醚和伯氨喹联合应用

世卫组织报道，蒿甲醚对恶性疟疾疗效确切，不良反应小，但其对恶性疟配子体无效，近年来对恶性疟原虫的敏感性开始下降，故其复燃率较高。伯氨喹能杀灭各种疟原虫的配子体，阻止疟疾的传播，是阻止疟疾复发和传播的主要药物。它与蒿甲醚联用对恶性疟疾的疗效较好，能有效地降低恶性疟疾的复发率。

6. 双氢青蒿素和磷酸咯萘啶联合应用

双氢青蒿素是短效抗疟药，具有高效、速效、低毒特点，但要 5 — 7 天疗程才能获得高治愈率，治疗疗程较长。磷酸咯萘啶对间日疟原虫和恶性疟原虫的裂殖体均有杀灭作用。陈晓松等人报道，单用双氢青蒿素疗程偏长、且临床症状控制较慢，杀死 72% 的疟原虫所需要的时间大于 36 小时。磷酸咯萘啶静滴后未见明显不良反应，但病人小便均呈药品的橘红颜色，停药后能够自行消失。联合与单用双氢青蒿素比较，联合平均退热时间和临床症状快速控制比率明显优于单用药。磷酸咯萘啶针剂与双氢青蒿素片联用，则优势互补，综合效果远优于单方用药，使病程缩短，疗效提高，优势互补的特点使其更适用于各类凶险重症恶性疟疾。

7. 双氢青蒿素和哌喹联合应用

哌喹是一类长效抗疟药，3 天疗程治愈率可达 90% 以上，不足之处是单药使用易产生耐药性，特别是在全球多重抗药性蔓延形势下，哌喹的使用受到限制。双氢青蒿素和哌喹联合应用既克服了哌喹起效慢的特点，又弥补了双氢青蒿素疗程长的不足。王善青等人研究发现，双氢青蒿素－哌喹治疗海南岛地区无并发症恶性疟疾效果好，控制症状快，治愈率高。宋建平等人报道，双氢青蒿素和哌喹联合应用，组成复方，既克服了哌喹起效慢的缺点，又弥补了双氢青蒿素长疗程的不足，在鼠疟和猴疟药效学试验中均证明了该复方配伍不仅起到协同增效作用，而且在对疟原虫的抗性培育中还观察到复方能明显延缓抗药性的产生。

8. 青蒿琥酯和伯氨喹联合应用

伯氨喹可用于控制恶性疟的再燃，也能阻断疟疾的传播，被作为防止再燃和传播的首选药物。王玉水等人研究报道，青蒿琥酯单用与青蒿琥酯和伯氨喹两组比较中，两组的退热时间、临床治愈率和不良反应发生率相近，但是联合用药比单纯用药复发率显著降低。

9. 青蒿琥酯和阿莫地喹联合应用

阿莫地喹能迅速控制临床症状，其特点是不良反应较氯喹少，对肝病患者也可用，对儿童应用更为适宜，主要用于治疗疟疾急性发作，控制疟疾症状。作用较持久，可以使复发推迟，对恶性疟疾有根治效果。但近年来发现，有某些疟疾对本品产生抗药性，使疗效降低，因而需改用其他抗疟药或采用联合用药。青蒿琥酯为速效抗疟药，治疗疟疾的复发率高。青蒿琥酯和阿莫地喹合用，可以延缓阿莫地喹的耐药性，降低青蒿琥酯治疗后的复燃率，又可发挥各自抗疟的特点，起到优势互补作用，提高抗疟效果。

10.青蒿琥酯和磺胺哆辛－乙胺嘧啶联合应用

磺胺哆辛－乙胺嘧啶单用与青蒿琥酯和磺胺哆辛－乙胺嘧啶联用比较，后者联用治疗失败率低。青蒿琥酯和阿莫地喹，青蒿琥酯和甲氟喹，蒿甲醚和本芴醇联用比较，在第28天时，前两种治愈率都为100%，而蒿甲醚和本芴醇的治愈率为96.4%，没有意料外的副作用，所有副作用在治疗结束后消失，没有观察到严重不良反应。

（三）疗程与复燃

青蒿素类抗疟药具有迅速杀灭血内疟原虫、快速缓解临床症状、疗效高的优点，但由于它的半衰期短，只有1.6－2.6小时，单用青蒿素抗疟药治疗恶性疟疾，复发率比较高。但是正确、合理使用青蒿素类抗疟药，可以弥补它的不足，避免或控制复发。有研究表明，单用青蒿素治疗恶性疟复发率与药物总量有关，但与疗程的关系更为密切。因此，我国疟疾专家咨询委员会根据各地治疗经验定的抗疟药用药方案，提出青蒿素衍生物治疗恶性疟时，应使用5天或7天疗程，首次剂量加倍。

（四）小结

青蒿素类药物作为一种全新抗疟药，以其优良的疗效和低毒性而成为全世界最常用的抗疟药。青蒿素的发现是中国多个学科的科学家团结协作所取得的重大成果。化学学科为此做出了重要基础性的贡献，反过来青蒿素也对化学学科提出了诸多挑战性的课题，促进了和正在促进着化学学科的发展。

青蒿素作为抗疟疾的一线用药，又是抗疟的最后一道防线。为了延缓疟原虫对其产生抗药性，将已有的抗疟药物联合应用，实为简捷而有效的途径。联用比单用从症状控制、原虫清除时间、复燃率降低等不同方面有不同程度的优势。并且由于联用的两种药物有协同抗疟作用，使抗疟药单品的使用量减少，从而对单品起到了保护作用，延缓疟原虫对其产生抗药性。如同治疗细菌性疾病联合应用抗生素一样，联合应用抗疟药的机理为作用于疟原虫生活史的不同虫期，或以不同的作用机理作用于同一虫期，理应达到更理想的抗疟效果。

现有报道中大部分为两种药物联合应用，其中又以青蒿素类和喹啉类合用较多，是目前临床主要的合用方法。青蒿素类与抗叶酸药联用也有不少报道，但与抗生素药联用报道相对较少。此外，三种药物联用也有报道，是作为世卫组织推荐药物的替代品来使用，人们对其作用持怀疑态度。因此可做多方研究，看三种药物与两种比较有无统计学差异及实际意义。例如：应用三种作用机制、作用部位、作用时间不同的药物，还可加用其他没有抗疟活性，但是有助于降低抗疟药达峰时间、延长药物作用时间、提高机体免疫的一些辅助药物，以此来延缓青蒿素类药物抗药性的产生，延长青蒿素的临床使用时间，为研究新型抗疟药争取更长的时间，不失为一种可行办法。

第二节　青蒿素提取、合成方法
以及药用功效和毒性

（一）青蒿素提取分离

青蒿的主要成分为萜类、黄酮类、苯丙酸类、香豆素类以及挥发油类，而青蒿素归属于萜类。青蒿素是一个比较稳定的化合物，室温下可长期保存，190℃时才会被过氧裂解。

当前国内青蒿素提取来自各企业的原料青蒿，几乎都是从农民手中购买的野生青蒿、栽种青蒿，或是从原料中间商处收购而来，原料来源鱼龙混杂。因此，要获得纯度比较高的青蒿素，就得运用植物化学的方法进行分离提取。目前提取青蒿素方法中，应用范围最广的是常规有机溶剂提取法，其他方法如超声提取、微波提取、超临界 CO_2 萃取等。

1.传统溶剂提取法

溶剂提取法是植物天然化学成分提取中采用的最普遍的方法。青蒿素易溶于丙酮、氯仿、乙醇、乙醚等有机溶剂中，而在水中几乎不溶，因此传统提取青蒿素的方法一般采用有机溶剂提取。

2. 超声提取技术和微波辅助提取法

将超声提取（ultrasound extracftion USE）技术应用于天然植物有效成分的提取，主要因为超声波的空化效应，它可以加速天然植物中的有效成分进入溶剂，以增加有效成分的提取率，同时也免去了高温对某些天然植物提取成分的影响。

微波辅助提取（microwave assisted extraction，MAE）法能提高萃取速度，同时微波萃取由于受溶剂亲和力的限制较小，可供选择的溶剂较多，并有效减少溶剂用量。

3. HFC–134a 溶剂萃取技术

HFC–134a 化学名称为 1，1，1，2– 四氟乙烷（1，1，1，2–tetrafluoroethane），具有无毒、无色、不燃、热稳定性好等特点，化学性质稳定。HFC–134a 对青蒿素有比较好的选择性，提取物中蜡质和分子量高的挥发油含量很少。HFC–134a 溶剂萃取技术效率适中（62%），但设备投资与运行费用最低。因此，HFC–134a 溶剂萃取技术是一种极具潜力的可规模产业化的青蒿素分离和提取技术。

4. 超临界 CO_2 萃取

超临界流体萃取（percritical fluid extraction SFE）技术是 20 世纪 60 年代兴起的一种新型分离技术，具有选择分离效果好，提取率高，产物没有有机溶剂残留等特点。采用 CO_2–SFE

提取青蒿中的青蒿素的方法，国内外已进行了大量的研究，但还没有进入产业化阶段。

综上所述，在青蒿素的提取分离方面，要求在除去杂质的同时，最大限度地保留有效成分，并且缩短生产周期，降低生产成本。超临界 CO_2 萃取技术、超声术、微波辅助萃取技术等新型提取技术，因为克服了青蒿素传统提取方法的众多缺点，所以备受青睐。总体来说，新型提取技术提取率高、操作简单、所得产品纯度好并且安全性高。

（二）青蒿素合成方法

从黄花蒿中利用植物化学的方法提取青蒿素虽然可行，但还是依赖、受限于植物每年的产量，具有很多不可控制的因素。因此科学家想到了依靠人工化学方法合成青蒿素，以保证稳定供应，然而这种想法至今未能完全实现。罗三中博士介绍说，目前人工合成青蒿素主要有生物发酵和化学合成两种方法。国际上现在非常关注青蒿素的生物发酵生产，盖茨基金会还曾专门支持了这方面的研究。但生物发酵面临的问题是它只能生产出青蒿酸，因此从青蒿酸到青蒿素最后几步的生产仍存在挑战。

1983 年许杏虎等人完成了从青蒿酸到青蒿素的半合成。1984 年年初，中科院院士周维善带领科研人员实现青蒿素的人工全合成。虽然目前青蒿素已能化学合成，但成本高、毒性大、产量低，难以进行商业化生产，所以目前青蒿素的合成还是以生物合成为主。

（三）青蒿素的药用功效

青蒿素类化合物是一种与过去抗疟药作用机制完全不同的新型药物，目前衍生物主要有双氢青蒿素蒿甲醚、蒿乙醚及青蒿琥酯。近年来的相关研究证实，青蒿素具有抗疟疾、抗肿瘤、免疫调节等多种重要药理作用和潜在应用价值。

1. 抗肿瘤

随着研究的不断深入，人们相继发现了青蒿素及其衍生物在其他方面的药理作用，特别是它们的抗肿瘤作用引起了人们的兴趣，并且在临床应用中显示了其潜力。谢军等人研究了青蒿琥酯对人大肠癌细胞的抑制作用，发现其增殖抑制作用和凋亡促进作用呈剂量依赖性。

2. 抗疟疾

青蒿素及其衍生物是一类全新结构的抗疟药，具有抗疟疾作用迅速、高效、低毒且与其他大多数抗疟药无交叉抗性等特点。

青蒿素的抗疟疾活性与不同氧压力有关，随着氧压力的增高，青蒿素对体外培养的恶性疟原虫的半数有效浓度降低。活性氧既可直接作用于疟原虫，也可使红细胞损伤而导致疟原虫死亡。阿霉素、维生素 B、甲萘醌等自由基引发剂与青蒿琥酯具有协同抗疟疾作用，而自由基清除剂如维生素 E、维生素 C、谷胱甘肽、二硫苏糖醇等，则会降低青蒿素的抗疟疾作用。

3. 抗弓形虫

弓形虫是人畜共患病的专性细胞内寄生原虫，研究表明青蒿素能明显抑制弓形虫侵入细胞。作用靶点为虫体细胞膜、线粒体和细胞核，从而损伤膜系结构，造成核膜断裂、线粒体肿胀，甚至出现核碎裂、核溶解现象。

4. 抗血吸虫

青蒿素及其多种衍生物均有抗血吸虫作用，它能有效杀灭进入宿主体内的幼虫，降低血吸虫的感染率和感染程度，如用于日本血吸虫的早期预防与治疗。一般认为，其活性基团仍是过氧桥，作用机理是影响糖类的代谢。

5. 抗卡氏肺孢子虫

动物实验表明，青蒿素可抗大鼠的卡式肺孢子虫。目前效果较好的衍生物是双氢青蒿素和青蒿琥脂。青蒿素类化合物主要破坏卡氏肺孢子虫的膜系结构，表征为表膜的微绒毛脱落变形，孢子虫滋养体胞浆及包囊内出现空泡，线粒体、内质网肿胀，核膜破裂、囊内小体溶解破坏等。

6. 抗登革热

青蒿素不仅对免疫有影响，且具有抗流感病毒作用。戴小军、娄小娥根据登革热病毒与流感病毒同属核糖核酸病毒的特点，对门诊确诊为登革热的病人，随机分成青蒿煎剂和吗啉双呱两组，同步进行疗效观察。结果发现，青蒿煎剂组21例，7天内治愈率为100%，吗啉双呱组为68%；平均治愈时间，青蒿煎剂组为 511 天，吗啉双呱组为 616 天，退热日数和镇痛日数分别为 414 天、516 天与 216 天、417 天。因此，青蒿煎剂的疗效显著优于吗啉双呱，尤其是对镇痛作用效果显著。

7. 对免疫系统的影响

一些学者认为，青蒿素及其衍生物对体液免疫有抑制作用，对细胞免疫有促进作用。且其免疫作用与剂量有一定的关系，剂量小时，免疫作用增强；剂量大时，免疫作用受到抑制。这些研究为治疗自身免疫性疾病提供了依据，比如治疗系统性红斑狼疮等。但是目前青蒿素类药物对免疫系统作用的研究还处于初级阶段。此外，青蒿素类化合物还有抗肺组织纤维化、抗孕、抗心律失常、抑制心肌收缩力、抗流感等作用。

（四）青蒿素毒性

青蒿素及其衍生物临床常见的不良反应有恶心、呕吐、腹泻等，直肠途径给予青蒿琥酯栓剂后，有 6% 患者出现里急后重、血清转氨酶升高、网织红细胞和中性粒细胞计数下降等不良反应。也有报告指出，给予青蒿素的健康志愿者有 1 /4 出现发热，个别见红疹，而中等或严重的不良反应罕见，且出现的不良反应也是疟疾的症状。因此，此类药物临床应用时毒性低，安全性高。

完 结 篇

青蒿素获奖对当代
医学的启示

第一章　必须加强青蒿素专利的申请

2015年10月5日，我国药学家屠呦呦因发现抗疟疾特效药青蒿素，荣获诺贝尔生理学或医学奖。这无疑是一件让中国人骄傲的事情。但是，也有一点让人无法为之欢呼雀跃——青蒿的根虽在中国，但大量青蒿素的专利却掌握在外国人手中。面对这种很尴尬的现状，人们不禁要问，作为最先发现青蒿素的中国，为什么没有站上青蒿素专利的制高点？

（一）发展缓慢的专利制度是首因

1898年，清政府颁发了《振兴工艺给奖章程》，是中国历史上第一个有关专利的法规。1944年5月29日，国民政府颁布了中国历史上第一部正式的专利法，并于1949年1月1日正式实施。新中国成立以后，于1950年8月和10月分别颁布了《保障发明权与专利权暂行条例》和《保障发明权与专利权暂行条例实施细则》。但到1963年，十三年间总共只批准了4项专利权和6项发明权，并且所有权都在国家，全国各个单位都可

以无偿使用。1963 年，国务院颁布了《发明奖励条例》，同时
废止了《保障发明权与专利权暂行条例》，实际上是用单一的发
明权制度取代了专利制度。直到 1980 年，国务院批准成立了中
国专利局，由此加快了专利法的起草工作，专利制度建设也迎
来了新的曙光。在 1984 年 3 月 12 日举行的第六届全国人民代
表大会常务委员会第四次会议上，审议通过了新中国第一部专
利法，于 1985 年 4 月 1 日起施行。

　　由以上可知，1971 年屠呦呦发现青蒿素时，我国尚未建立
真正意义上的专利制度。因此，像屠呦呦一样的众多科学家，
在当时根本无法为他们的科研成果申请专利，因为没有相关的
法律或制度依据。1984 年专利法虽然颁布，但它的应用范围仅
限于"发明、实用新型和外观设计的保护"，不包括"药品和用
化学方法获得的物质"。直到 1993 年，修改后的专利法才将这
一项纳入专利保护范围。因此，青蒿素生产技术在当时没有申
请专利。

　　（二）相关技术在申请之前已为人所知

　　依照我国对专利权的界定，一项新的技术能否获得专利
权，必须满足三个条件：新颖性、创造性、实用性，而其中
的新颖性是前提要件。按照《中华人民共和国专利法》第 22
条规定："新颖性，是指该发明或者实用新型在不属于现有技
术；也没有任何单位或个人就同样的发明或者实用新型在申请
日前向国务院专利行政部门提出过申请，并记载在申请日以后

公布的专利申请文件或者公告的专利文件中。"简单地说，一项技术具备新颖性，它必须是：一、人所未闻的；二、人所未知的；三、人所未申请的。

依照以上条件，即便当时专利制度较为完善，屠呦呦也无法为青蒿素申请专利。除了因个人名义必须服从集体主义的观念，而无法以个人名义去申请专利外，同时也不具备"人所未知"的条件。事实上，从屠呦呦发现青蒿素后的各种举措来看，大量公开的会议研讨让青蒿素早已为公众所知。例如，1972年3月8日的南京会议，屠呦呦就以"毛泽东思想指导发掘抗疟中草药"为题，汇报了自己在青蒿上的发现。1976年，上海有机化学所的周维善研究小组测定了青蒿素的化学结构，也发现了青蒿素全新的抗疟机理：青蒿素中存在一种全新的结构过氧桥。1977年，为了赶在国外发表的前面，表明青蒿素为中国人发明，由屠呦呦所在的中医研究院以"青蒿素结构研究协作组"的名义，在《科学通报》上首次发表了青蒿素的化学结构的论文。论文公开披露了青蒿素的提取技术。

以上表明，青蒿素发现后所实施的一系列举措，都导致它失去了各国专利法都规定的"新颖性"要求，也就无法获得专利授权。

（三）新技术被外国利用并改进后归为己有

如上所述，在发现青蒿素之初，对于尚未健全专利制度的中国来说，具有如此重大经济价值的药物，也不可能得到有效的专利保护。而后由于青蒿素的核心研究已经被公开，导致包括发现青蒿素者在内的任何人不仅无法申请专利，还免费提供给社会各方随意使用。外国公司直接利用我们的制度缺口，在免费使用核心技术的前提下，还围绕着相关技术，不断改进，进行再开发或深度开发，生产出了疗效更好、副作用更小的衍生产品。这样，原本可以拥有完全自主知识产权、并且市场前景广阔的青蒿素药物就此变成了非专利药。

（四）知识产权保护意识薄弱导致无法占据市场

如果说，20 世纪 70 年代中国在青蒿素专利方面是输在了起跑线上，那么在四十多年后的今天，我国涉及青蒿素的专利申请，在数量上并不算少，却仍然无法在国际市场上独树一帜，这就要认真思考和寻找原因了。美国、瑞士等实力强大的研发机构和制药公司，都根据中国论文披露的技术在青蒿素人工全合成、青蒿素复合物、提纯和制备工艺等方面进行广泛研究，申请了一大批改进和外围技术专利。中国药企虽几经努力，时至今日仍然在青蒿素相关技术上落后于美欧日等发达国家，市场份额只是集中在原料供应上。外国人在中国研发的基础上，以各种不同的改进专利的形式出现，我们后续的工作却没有跟上，既没有做及时的深入研究，也没有进行相关方面的专利申请，说到底，还是我们的知识产权保护意识不强。

（五）保护青蒿素专利仍需努力

为了从根本上解决上述问题，促进我国青蒿素产业在国际抗疟药物市场占据较大份额，我们应该从以下方面做起。

1. 加大青蒿素类药物向国外申请的力度

目前，虽然我国青蒿素相关的技术比较先进，绝大部分已经申请了国内的专利保护，但是却忽视了在国际上申请专利保护。由于抗疟药的主要市场仍然在国外，如果我国先进的青蒿素相关的技术无法获得国际保护，只会重蹈覆辙，不管是技术还是理念都被其他国家无偿使用，让我国的技术在国际竞争中无法占据优势。据业内专家介绍，到目前为止，除复方蒿甲醚借助诺华的力量，成功展开了国际专利注册外，国内其余的青蒿素类药物基本上都只申请了国内专利。由于在国外未申请专利保护，境外的企业都可以随时仿制。因此，加大对青蒿素相关生产技术在国外申请专利的扶持力度，保护好抗疟药的国际市场，是我国首先要做的。

2. 加强青蒿素复方类药物的专利保护

1993 年之后，我国专利法扩大了可授予专利的客体的范围，允许保护药用物质和组分，因此又出现了许多青蒿素制剂及复方制剂的专利申请。如北京科泰新公司申请了双氢青蒿素制剂及工艺的中国专利；广州健桥公司申请了包含双氢青蒿素的复方哌喹片的中国专利；屠呦呦等人申请了复方双氢青蒿素的中国专利。但其中存在的一个突出问题是，申请人的国际知识产权保护意识缺乏，向国外申请的青蒿素类专利数量非常少。而对青蒿素有巨大需求的市场主要在疟疾肆行的非洲及东南亚地区，如果这些专利只在国内进行申请，即使获得授权，也不能在其他国家受到保护，无法占据国际市场，导致国内的专利直接成为其他国家和地区可利用的现成技术。因此，我国必须加强青蒿素复方制剂的专利保护，以确保我国青蒿素制药产业的发展。

3.加强蒿草种植和青蒿素提取技术的专利保护

长期以来，作为青蒿素主要原料出口国，我国已经积累了大量的蒿草种植、青蒿素提取经验，不论在种植技术还是青蒿素提纯技术上都处于较先进的地位。随着国际市场对青蒿素需求量的增加，以及各个国家种植区的扩展和种植规模的加大，青蒿素的提取工艺也越来越需要改进和保护。作为青蒿素的发现国和青蒿素提取工艺的母国，如果我国的先进提取技术能够在世界各个原料生产国获得保护，我们不仅可直接向国外提供先进的提取技术，还可以确保我国在青蒿素原料供应中的重要地位。

4.加大青蒿素复方制剂在国外的药品注册力度

世界卫生组织颁布的新疟疾治疗的原则，必然会引起抗疟药全球市场的变化。我国应抓住这一机遇，迅速调整药品企业的产业结构，靠低价、高质量、优工艺的药品赢得市场。同时，从目前市场形势来看，非洲市场还有很大的拓展空间，因为非洲大多数国家获取青蒿素的途径依然是政府采购，其资金主要来源于世卫组织等国际机构。因此，中国企业如果不想仅仅作为原材料供应商，而是要在这个巨大的新市场上分一杯羹，唯一的办法是创新技术，申请专利保护，取得世卫组织的通行证，并加大青蒿素复方制剂在国外的药品注册力度，最终从青蒿素原料供应国转为真正的成品供应国，占据国际市场的主导地位。

第二章　必须改变中国长期处于
　　　　医药产业链最底层的现状

2015 年，直至屠呦呦获得诺贝尔奖，青蒿素，这一曾背负着"中国发明，外企生产"标识的产业才开始广为人知。事实上，尽管原料来自中国，但不得不承认，我国一直处于医药产业链底层，整个医药产业化之路较为缓慢，医药产业是在大起大落中缓缓前行。

（一）改变"原料提供商"的尴尬身份

以青蒿素为例。疟疾曾经与结核病、艾滋病并称全球最严重传染病，根据相关数据显示，在青蒿素出现和推广前，全世界每年约有 4 亿人次感染疟疾，至少有 100 万人死于此病，受影响最大的是儿童和老人。

为了抗疟，中国于 1967 年启动了"523 项目"，该项目动用了超过 60 家科研机构及 500 多名科研人员，屠呦呦就是该项目中的一员。他们齐心协力预备研发新的抗疟疾药物，在经历了 380 多次鼠疟筛选和 190 次实验失败后，屠呦呦和课题组的同事在 1971 年发现了黄花蒿茎叶中的青蒿素对疟疾的治疗功效，并首次研发了可以最大限度地提高疗效的新型提取工艺。

随后，中国的医药工作者对青蒿素的研发不断深入，到 1985 年，一系列青蒿素类复方或联合用药（ACT）也被研制了出来。截至目前，以青蒿素为原料的药物，在全球数十个国家有销售，市场庞大而广阔，非洲每年就有 2.5 亿人次需要这种药物。也正因此，青蒿素被誉为治疗穷人疾病的"神药"，当之无愧成为中国的"第五大发明"。

据相关资料显示，在我国，截至 2015 年 10 月 8 日，国家食品药品监督管理总局数据显示，目前共有 53 条与青蒿素这一药物相关的药品批文，涉及 16 种产品，包括青蒿素、双氢青蒿素、青蒿琥酯等，共涉及 24 家药品生产企业，但真正形成规模的只有一两家。

不仅青蒿素如此，其他中医药也面临相似的问题。在全球抗疟药市场中，公立市场占 70%，私立市场只占 30%。而公立采购市场一直以来都被瑞士诺华、法国赛诺菲等跨国公司占据着，中国企业要么被外企贴牌生产，要么付出高昂的营销代价才能在私立市场获得一席之地，总之，中国仍然只是原料提供商。

（二）迅速占领公立市场

不得不承认，中国药品的国际化之路一直很坎坷，就拿青蒿素来说，用"艰难"二字形容一点不为过。上海复星医药集团一位工作人员曾在接受采访时说："由于疟疾的主要发病国家在非洲，所以含有青蒿素一类的药物可以说是治疗穷人疾病的药品，采购单位也多如政府、世界卫生组织、慈善机构等公立机构，定价不可能高。如果用传统商业化的方式打开市场，成本肯定很高，可是一味地突破私立市场也不是最好的选择。"从这段话中可以看出三点：第一，目前青蒿素药品的第一大市场是非洲；第二，公立市场中国没有立足之地；第三，私立市场代价很高。在业界已经有立足之地的青蒿素尚且如此，其他药品就更不用说了。那么，中国为什么在国际医药公立市场中难以独树一帜呢？

早在 2001 年，世卫组织就建议在部分国家使用 ACT（青蒿素复方或联合用药），但非常严格的预认证过程成了中国生产的 ACT 进入国际市场的一大障碍。因为，当时没有一家中国制药公司符合世卫组织的药品生产质量管理规范，这就让中国丧失了非常巨大的市场。而在同一时间，外国医药公司抓住这一先机，利用自身的优势，率先将他们二次加工的二次药品推向国际市场，并且获得世卫组织的认证。同时，他们还和世卫组织签署了向发展中国家的公共卫生系统以成本价提供 ACT 的协议。截至目前，世卫组织与大部分公司签署的协议已经到期，但他们通过这一协议提供了上百亿的药品，短短的十几年，已经形成了或者说养成了非洲医生使用他们生产的药品的用药习惯。

随着跨国公司迅速占据非洲等市场，中国药企生产市场显得十分被动，最终只能作为原料药供应商获得微利。由于原料和成药销售利润比约为 1 : 20，所以处于产品价值链低端的中国药企，难以在国际市场中分到一杯羹。

更令人忧心的是，目前，中国作为原料供应商，同样也在面临严峻考验。一直以来，诸如青蒿素等药品的原料草只产于中国，但近年来，出现了印度和非洲的一些国家疯抢我国原料生产市场的局面。面对此竞争，我国很多企业也跟风，开始盲目进入，导致市场上出现供远大于求的局面。企业之间的恶性竞争，还导致各种假冒产品盛行，这让本来不景气的中国医药产业雪上加霜。如今，非洲东部占据了整个药品植物原料供应的 20%。同时，在实验室环境下，合成物质代替从植物中进行分离的提取方法，已经被欧美国家开发出来。这些对中国原料供应产业链都是一大冲击和挑战。

尽管如此，艰辛的市场化道路并没有让中国药企放弃希望，我国很多药品生产企业一直在开发国际市场的道路上努力着。2005 年 12 月 21 日，桂林制药企业代表着中国制药企业实现零的突破，获得世界卫生组织预认证供应商的资格认证。这是中国制药企业首次从世卫组织获得预认证供应商资格认证，也是中国真正意义上走向世界的第一个自主研发并拥有自主知识产权和独立品牌的化学成品制剂，颠覆了此前诺华等外资药企在抗疟药物的垄断地位。

另外，中国卫生援助项目包括援助非洲建设医院也推动了国产药品全球化战略的实施。2006 年 11 月，中国政府就承诺在非洲建设 30 家医院并提供巨额资金援助，专门用于提供中国自产药品和建设 30 家抗疾病中心。据商务部相关工作人员在接受采访时称："商务部曾从昆明制药集团、上海复星医药集团、华方科泰采购各种药品，作为援非物资，也为了将这些药企的产品推广到非洲市场，虽然困难重重，挤入一线用药面临多重阻碍，但始终在一步步推进。"以上不论是企业行为还是政府行为，都表示我国近年来为打开国际市场进行着艰难的尝试和探索，这让国人多少看到了一些希望。

（三）慎重投资获奖药物的概念股

随着屠呦呦的名字与诺贝尔奖联系在一起，相关概念股就席卷了资本市场。受此刺激，2015 年 10 月以来，在港股上市的绿叶制药、复兴医药、白云山等中医及青蒿素概念股，都有大幅度增长。港股中医股提前预热，A 股中的受益股自然也是枕戈待旦，一轮行情呼之欲出。其实，这个情景并不陌生，人们对于诺奖的相关概念股，每年都抱有期望。

对于青蒿概念股，西南证券研究员朱国广就表示："此次屠呦呦女士获得诺奖实至名归，不仅再次肯定了中国在抗疟市场上的成就与贡献，更将国内青蒿素类产品推向了世界市场。国内拥有的最完整的青蒿素业务产业链将备受关注。"这话让已持有相关概念股的投资者满怀欣喜。但大多数投资者认为，目前国内青蒿素业务利润较低，此次获奖或将短期刺激股价，但它只是借道基金布局"诺奖概念"游戏，一定要等到获利了结。

据公开资料显示，目前 A 股中有医药业务的上市公司有复星医药、昆药集团、华润双核、新和成、白云山、浙江医药等。以复星医药为例，其抗感染疾病治疗领域核心产品中的青蒿琥酯系列就涉及青蒿素的应用。而昆药集团是诺华蒿甲醚原料的供应商，并且也拥有蒿甲醚针剂的生产批文，2015 年 9 月 29 日，公司完成对华方科泰的收购后，获得双氢青蒿素哌喹片等青蒿素类产品。昆药集团的实际控制人汪力成表示："目前青蒿抗疟产业属于慈善产业，主要被国际大制药公司诺华、赛诺菲等垄断，公司关联方青蒿素业务每年实现利润较低，因此需要长期培育才会对上市公司有贡献。"由此可见，一种药品获得某种奖项，哪怕是诺贝尔奖，它只代表人们对它的认可，并不代表它就无可取代。因此，投资者可适当参与短期炒作，但一定要注意风险。

第三章　必须改善中药审批边缘化的局面

屠呦呦此次获奖对中医药行业无疑是一大利好，但目前中药审批正处在被边缘化的位置，十分尴尬。某医药集团相关人士在接受记者采访时表示："近年来获批中药占新药数量的比重一直在下降，2014年只占到2.19%。上至国家下至地方政府应打出组合拳，从顶层设计、审批流程到普及推广等方面来推动中医药事业的发展。"

（一）中药获批比重一直下降

在成为首位荣获诺贝尔自然科学奖的中国本土科学家后，屠呦呦和她研究的青蒿素一时间备受瞩目。"青蒿素是传统中医药送给世界人民的礼物。"屠呦呦也认为："青蒿素的研究说明，中医药确实是一个伟大的宝库，有宝贵的财富，需要我们去发现、挖掘和研究。"

然而，由于在原料来源、药效机理、靶向原理等方面长期缺乏循证依据，中医药在走向世界的过程中不仅受到西医的质疑，而且也饱受整个现代医学的争议。反对者认为，一个药是否有效，检验标准应该是临床数据，而不是充满神秘色彩的民间口口相传的经验或偏方，它们不精准，也让人无法信服。

更糟糕的情况是，近年来的中药审批正出现边缘化趋势。例如，据某医药集团提供的一组数据显示，目前全国获批的药品生产批文为 16.5 万件，而中药只占其中的 36%。2012 至 2013 年，获批的中药数量只占到当年新药总数的 6%。而在 2014 年获批的 501 个新药批文中，中药只有 11 个，仅占 2.19%。这些数据无疑说明了一个问题：中药的地位正逐渐下降。

幸运的是，屠呦呦这次获奖，不仅让中医和中医药药企获得自信，还让很多外资药企开始重视中药，适当投资，开始研发新的中医药物。同时，屠呦呦获奖，还引起了中央政府、监管部门以及各级地方政府对中医药的重视，应该能从政策层面促进提升中药在新药中的比例。

（二）审批之路漫长且艰辛

实际上，新药审批难长期困扰着中药企业。目前，无论是化学药还是中药，一个新药研发从给国家食品药品监督管理总局提交申请资料，到药品审评中心工作人员打开文件进行审理，都在一年左右。再从药品研发到推向市场，至少需要八年。漫长的八年，没有雄厚的资金支撑，没有先进的技术引导，没有长期作战的心理准备，是无法坚持到申请成功的。这样的过程对于一般的中小企业来说，简直是难上加难，与其和那些有国家经费支持的科研单位和有资金实力的大企业竞争，还不如选择生产仿制药，这样还有一点优势。

此外，一个新药的研发必须考虑立项的可行性、审批通过率、临床利用率和市场前景等诸多方面因素，投入和风险一样高。如果把握不准，即使药企历经周折拿到新药批文，市场环境也可能早已经发生了变化，甚至早就出现了更有优势的药品。这些都是审批路上种种必须考虑的因素。

而在中药领域，地道的原料和标准化的有效成分是影响药品研发的另一关键因素。例如，药材有效成分受产地、生长周期、采收季节、炮制加工、仓储等环节影响，十分不稳定。因此，药品评审要求应该遵循当前国情和市场发展规律，根据中药的特点，制定出既能保证药品质量又不过度增加成本的政策来，给出指引方向和指导建议，而不是一味地套用西药新药的评价模式，把中医学逼向死角。

预测：下一株获诺奖的药草会是什么？

（一）榜嘎

榜嘎，藏名榜阿嘎保，为毛茛科植物船盔乌头及甘青乌头的全草。始载于藏药的医药古籍《月王药诊》。《蓝琉璃》记载："基生叶三四片，茎叶稍小，或深裂为七八片，茎小而柔，花白色有蓝红光泽解时疫毒，清胆热。"《晶珠本草》《味气铁鬘》载："榜嘎性凉、解毒。"《甘露之滴》载："榜嘎性平，解食物中毒，蛇蝎咬伤之毒。"榜嘎具有清热解毒的功效，用于传染病发热，肝、胆热病，肺热，肠热，流行性感冒，食物中毒。分布在云南西北部、西藏东部、四川西部、青海、甘肃、陕西。生于海拔 3200 — 4800 米的草坡或多石砾处。全草均可入药，历代藏医药书均有记载。

关于榜嘎的研究报道鲜见，已有的研究主要是对化学成分的研究，报道甘青乌头的全草主要含有二萜生物碱，有 C20 二萜生物碱阿替辛（atisine）及 C10 内酯型二萜生物碱杂阿替辛（heteroatisine）及苯甲酰杂阿替辛（benzoyl heteratisine）以及从甘青乌头中分出的 5 个生物碱，其中 1 个为新生物碱，命名为 tangutimine，4 个为已知生物碱，分

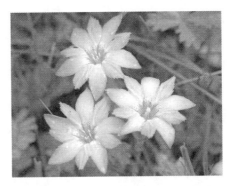

榜嘎

别为：hetisinone，talatizamine，atisine，hordeine。（张春江、李薇、孙振鹏、赵星文、贠田、傅永红、李红玉：《藏药甘青乌头抗单纯疱疹病毒 II 型体内外作用研究》）榜嘎中的化学成分主要包括生物碱类、黄酮类和挥发油类等成分，目前已分离到的生物碱有 22 个，黄酮有 3 个，挥发性成分 35 个。其主要活性集中在抗炎、抗病毒、抗癌等研究上，主要以复方的形式用于流行性感冒、各种炎症和病毒感染等的治疗。但就目前研究现状来看，榜嘎的化学成分研究很少，活性研究仅限于粗提物的抗炎、抗病毒研究，作用机制和毒性研究极少，因此关于榜嘎的化学成分、有效部位和有效单体、作用机制及毒性研究等方面，可研究和发掘的空间很大。2013年，中国中医科学院中药研究所李春等人以"藏药榜嘎药效物质基础研究"为课题，获得 2013 年度北京市自然科学基金项目资助。

（二）打箭菊

打箭菊，藏药名为阿夏塞尔郡（译音：阿恰塞俊），英文名：FLOS PYRETHRI TATSIENENSE。菊科植物川西小黄菊 Pyrethrum tatsienense，多年生草本高 7 － 25 厘米。根状茎上有残存叶鞘；地上茎一至数个簇生，披白色有光泽的茸毛。基生叶或茎下部叶具与叶片近等长的叶柄；基生叶多数，长圆形，长 1.5 － 7 厘米，宽 1 － 2.5 厘米，二回羽状分裂，裂片条形或钻状；茎生叶互生，羽状深裂，裂片细条状钻形，羽轴上下基本等宽；最上部不裂或近于不裂；全部叶被疏的长柔毛或几无毛。头状花序，单生茎顶；总苞直径 1 － 2 厘米；总苞片约 4 层，全部苞片边缘黑褐色或褐色膜质；舌状花，橘红色或橘黄色，舌片先端 3 齿裂；管状花筒状。瘦果长约 3 毫米，有 5 － 8 条突起的纵肋，冠毛冠状；筒状花的冠毛小，呈不等大的圆耳状，或无冠毛。花果期 7 － 9 月。

打箭菊为青藏地区常用民间草药之一，《晶珠本草》记载：恰塞俊清热，消炎，镇痛，治疬热病，各种刺痛，头伤，燥黄水。

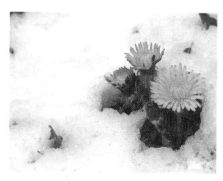

打箭菊

1. 化学成分研究

（1）黄酮类：杨爱梅等人利用普通硅胶柱色谱和制备薄层色谱的

方法，对打箭菊进行分离、纯化，并经超导核磁共振（NMR）、高分辨质谱（HR-ESI-MS）等现代波谱技术鉴定其结构，最终从打箭菊的95%乙醇提取物中获得7个黄酮类化合物，分别为：洋芹素、芫花素、木樨草素、苜蓿素、4'-甲氧基-苜蓿素、木樨草素-7-O-β-D-葡萄糖苷等；随着研究的深入，又发现了异鼠李素、柯伊利素、槲皮素等黄酮类化合物，且研究出了打箭菊中总黄酮的最佳提取条件和木樨草素含量测定方法。

（2）挥发油类：打箭菊中挥发油成分复杂，在国内外少见报道。徐凯节等对打箭菊中挥发油进行了系统的研究，经提取、GC/MS分析等一系列实验，最终从该挥发油中共鉴定出30个化合物，占挥发油总量67.5%，其中包括单萜（沉香醇、4-松油醇、仅-松油醇等）、倍半萜（金合欢烯、榄香醇、环氧异香橙烯、d-桉叶醇等）、烷烃和脂肪酸等成分，亚油酸在2007年被首次分离。

（3）糖苷类：随着人们对糖苷类化合物的作用不断认识，对其研究也日益深入。通过对打箭菊的化学成分进行研究，有人发现其含有松脂素-β-D-吡喃葡萄糖苷、双氢丁香苷、木樨草素-7-O-β-D-葡萄糖醛酸苷、苜蓿素-4'-O-B-愈创木基甘油基酯、-7-O-β-D-葡萄糖苷、胡萝卜苷、β-D-吡喃果糖等。

（4）其他化学成分：通过对打箭菊进行研究，有人还发现其中含有0l-香树脂醇、β-香树脂醇、p-谷甾醇、香豆精、三十烷、松脂素、2 - 0 - β - D - 吡喃葡萄糖基肉桂酸等成分。

2. 药理作用研究

（1）抗炎镇痛作用：有人通过采用小鼠耳肿胀法、热板法和扭体法分别观察其抗炎镇痛作用，取得了良好的疗效。（张凌等：《藏药打箭菊抗炎镇痛作用的初探》）

（2）抗缺氧作用：有人通过对健康昆明种小鼠分别作密闭缺氧试验和完全脑缺氧试验，发现其具有显著的抗缺氧作用。（严海英等：《藏药川西小黄菊抗缺氧作用研究》）

（3）对心肌缺血大鼠心脏舒缩功能的保护作用：严海英等人通过研究川西小黄菊醇提液（AEPT）对垂体后叶素致心缺血大鼠血流动力学的影响，发现 AEPT 对心肌缺血大鼠的心脏舒张功能有一定的保护作用。（严海英等：《川西小黄菊醇提液对心肌缺血大鼠血流动力学的影响》）

（4）对 D - 半乳糖胺所致大鼠急性肝损伤的保护作用。（林朝展等：《打箭菊对 D - 半乳糖胺所致大鼠急性肝损伤的保护作用》）

伴随着社会"回归自然"的热潮，天然药物越来越受到人们的重视，藏药也越来越被人们所了解，其对于某些疾病治疗方面具有的独到疗效得到人们认可。打箭菊作为藏药的一种，对它的研究日益增多，尤其是在化学成分和提取工艺方面取得了很大的进展。2009 年西藏藏医学院的索朗其美，以"藏药

'阿夏塞尔郡'黄酮保肝活性成分及其作用机制研究"为研究课题，获得了 2009 年国家自然科学基金地区科学基金项目资助。可见国家已经开始重视阿夏塞尔郡的研究了，至于它能否超越青蒿素，那还需要等待努力的结果。

（三）镰形棘豆

镰形棘豆，多年生草本，植株有黏性。茎极短。羽状复叶，长 7 — 15 厘米；叶轴密生长柔毛；托叶有密长柔毛和腺体，下半部与叶柄连合；小叶 25 — 45 毫米，对生或互生，少有 4 片轮生，条状披针形，长 5 — 12 毫米，宽 1 — 4 毫米，密生腺体和长柔毛。

花多数，排成近头状的总状花序；总花梗与叶近等长；花萼筒状，长约 18 毫米，有密长柔毛和腺体，萼齿披针形，长约 4 — 5 毫米；花冠紫红色，旗瓣倒披针形，长约 25 毫米，龙骨瓣有长约 2 毫米的喙。荚果长 2.5 — 3.5 厘米，宽 6 — 8 毫米，微弯成镰刀状，稍膨胀，有腺体和白色短柔毛。生于山坡草地、砂土和河滩上。分布甘肃、青海、新疆、四川等地。

功能主治：一、治流感，扁桃体炎，痈疽肿毒，麻风。（性味以下出《高原中草药治疗手册》）二、《陕甘宁青

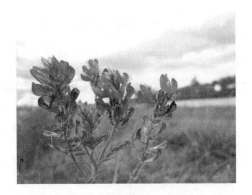

镰形棘豆

中草药选》："清热解毒，生肌疗疮。治高烧，便血，红白痢疾，炭疽。外用可治刀伤。"

关于镰形棘豆的药理研究：

1. 在抗炎试验中，镰形棘豆总提取物可显著地抑制模型小鼠的耳肿胀程度（58.0%）和白细胞的迁移（59.4%），以及模型大鼠肉芽组织的增生（49.2%）。结论：镰形棘豆具有良好的外周镇痛活性，对急性炎症和慢性炎症都有较好的作用。[教育部"春晖"计划（Z2006–1–81003）；青海省科技厅项目（2007–N–534）；王栋、杨欢、童丽等：《藏药镰形棘豆的镇痛抗炎活性》]

2. 在南京中医药大学中医药研究院等单位的联合研究下，通过实验得出：镰形棘豆总提物各剂量组与生理盐水组比较，具有缩短出血时间、凝血时间作用；与生理盐水组比较，正丁醇部位、水部位的 CT、PT、RT 缩短率最大且有显著性差异。结论：镰形棘豆具有较好的止血、促凝血作用，其正丁醇部位和水部位为止血作用有效部位。[教育部"春晖"计划（Z2006–1–81003）；青海省科技厅项目（2007–N–534），戴衍朋、杨欢、童丽、蔡宝昌：《镰形棘豆止血作用初步研究》]

3. 在兰州军区兰州总医院、兰州大学药学院、南京军区第175医院的联合研究下，发现镰形棘豆总黄酮霜能有效防护紫外线，防止皮肤损伤。[全军医药卫生"十一五"课题面上项目（06MB100）；南京军区医药卫生科研课题（06MA–95），李茂

星、兰芝荟、何希瑞、张汝学、贾正平、杜青云、洪佳妮：《镰形棘豆总黄酮霜防紫外线损伤作用研究》]

4.在南京中医药大学杨光明等人组建的"藏药镰形棘豆生物碱类化学成分与抗肿瘤活性研究"课题小组，通过实验发现镰形棘豆生物碱类化学成分对抗肿瘤有极大帮助，此课题获得了2009年国家自然科学基金青年科学基金项目资助。

总之，传统藏药镰形棘豆为青藏高原豆科棘豆，资源丰富且药用价值极高。近年来，在镰形棘豆的药理作用、临床应用、提取工艺及含量测定等方面，都有一定的研究。但是就目前研究现状来看，对于镰形棘豆的化学成分研究仍比较少，其药理活性研究方面尚处于初步研究阶段，生物活性作用物质基础也不明确。镰形棘豆既具有止血镇痛、抗炎、抗流行性感冒等疗效，又具有致畸、致突变等毒副作用。因此，挖掘这一丰富的宝贵资源的潜力，对进一步深入研究镰形棘豆的化学成分和药理活性，通过药理作用的研究找到药效作用部位，开发出疗效确切稳定的新药非常必要。近年来国际医学也已开始关注该药草的医疗作用，希望它能为人类健康做出贡献。

（四）蕨麻

蕨麻，拉丁学名：Potentilla anserina L.，是蔷薇科委陵菜属的植物，分布在东北、华北、西北及四川、云南、西藏等地。多年生草本，根向下延长，根下部膨大成纺锤形或椭圆形块根。茎匍匐，在节处生根，常着地长出新植株，外被伏生或半开展疏柔毛或脱落近无毛。基生叶为间断羽状复叶。开花时明显丛生，小叶 6 － 11 对，对生或互生，茎生叶很少或退化；叶柄被伏生或半开展疏柔毛，有时脱落近无毛；小叶无柄或顶生小叶有短柄，最上面一对小叶基部下延与叶轴会合，基部小叶渐小呈附片状；基生叶托叶膜质，褐色，和叶柄连成鞘状，外被疏柔毛或脱落近无毛。茎生叶托叶革质，淡绿色，多深裂；小叶片通常椭圆形，长 1 － 2.5 厘米，宽 0.5 － 1 厘米，先端圆钝，基部楔形或阔楔形，边缘有多数尖锐锯齿或呈裂片状，上面绿色，被疏柔毛或脱落近无毛，下面密被银白色绢毛。单花腋生；花梗被疏柔毛；花直径 1.5 － 2 厘米；萼片 5，三角卵形，先端急尖或渐尖，副萼片 5，椭圆形或椭圆披针形，全缘或有2 － 4 齿，与萼片近等长或稍短；花瓣 5，倒卵形，先端圆形，比萼片长 1 倍，黄色；花枝侧生。瘦果卵形，具洼点，背部有槽。植物整个植株呈粗网状平铺在地面上。

蕨麻，春季发芽，夏季长出众多紫红色的须茎，匍匐地面，伸向四方，节外生根，犹如蛛网。其叶正面深绿，背后如羽毛，密生白细棉毛，宛若鹅绒，故学名又叫鹅绒委陵菜。根纤细，中部或末端膨大呈纺锤形或球形。春、秋季采挖块根。茎长匍匐，节上生不定根，并形成新植株。羽状复叶，背面密被灰白色毛。花单生，黄色，瘦果。

关于蕨麻的药理研究：

1. 2008 年，甘肃农业大学临床兽医学的陈炅然博士等人，通过蕨麻多糖不同剂量、不同途径，对小鼠、兔、鸡的毒性作用和局部注射后的吸收情况，进行了蕨麻多糖的毒性试验。结果证明蕨麻多糖无毒副作用，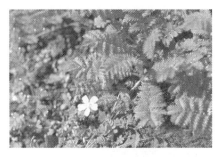

蕨麻

给机体注射后可被机体缓慢吸收，造成长期持续性刺激，增强免疫效果。（陈炅然：《蕨麻多糖的免疫增强作用及自由基药理学研究》）

2. 2003 年，辽宁师范大学细胞生物学的李庆伟、尚德静等教授，通过对蕨麻进行功能定位研究，实验结果显示，蕨麻能降低小鼠血液中乳酸含量，提高有氧代谢能力；能延长小鼠负重游泳时间，提高小鼠的体能，从而具有抗疲劳的功能。蕨麻能延长小鼠在密闭缺氧条件下的存活时间，提高心脑耐缺氧能力，从而具有明显的耐缺氧功能。蕨麻能增加小鼠血液中红细胞数量、血红蛋白含量，降低脾/体比值，还具有一定的补血功能。（回晶：《西藏蕨麻补血机能及有效成分的研究》）

3. 甘肃农业大学食品科学与工程学院的杨冬梅、浙江工业大学药学院的朱兴一，广东省农业科学院茶叶研究所的王秋霜、毕阳、邱昭政，通过实验利用琼脂打孔扩散法研究蕨麻水提取物、60% 乙醇提取物和乙酸乙酯提取物对 6 种常见食源性污染菌的抑制作用，并探讨 pH 值和热处理对蕨麻 60% 乙醇提取物抗菌活性的影响。结果表明：3 种提取物对 6 种食源性污染菌均有抑制作用，其中 60% 乙醇提取物抑菌效果最好；在 pH 值为 7 时 60% 乙醇提取物对 6 种食源性污染菌的抑制效果均达到最大；加热对蕨麻 60% 乙醇提取物抑菌效果的影响与温度和时间均有关，在 121℃加热 30 分钟时，抑菌活性有明显下降。（杨冬梅、朱兴一、王秋霜、毕阳、邱昭政：《蕨麻提取物的抑菌作用及其稳定性研究》）

4. 对化学性肝损伤的保护作用。蕨麻素是从蕨麻中提取分离的活性部位，主要成分为三萜类化合物刺梨苷（kajiichigoside F）和野鸦椿酸（euscaphic acid）。采用四氯化碳（CCl4）、半乳糖胺（DGalN）和对乙酰氨基酚（AAP）所致小鼠急性及慢性化学性肝损伤模型进行研究，结果表明，蕨麻素可降低损伤组血清 ALT 和 AST 的升高；促进损伤组血清蛋白含量增加，肝糖原合成增加，从肝脏代谢功能方面表明了蕨麻素增强肝细胞抗损伤的能力；还可降低损伤组肝脏丙二醛（MDA）含量，提高肝脏 GSHPX 活力。（张新全、赵艳玲、山丽梅等：《蕨麻素对化学性肝损伤保护作用机制的研究》）

5. 抗氧化作用应用。化学模拟体系研究了蕨麻多糖（蕨麻的水提醇沉提取物）对羟自由基的清除作用，对联苯三酚自氧化的抑制作用及对调理酵母聚糖诱导的小鼠脾淋巴细胞释放 H2O2 的影响。结果表明，该多糖具有清除羟自由基的作用，并且随着多糖浓度的升高，清除羟自由基的作用显著增强，呈现明显的量—效关系；对调理酵母聚糖诱导的小鼠脾淋巴细胞释放 H2O2 具有抑制作用；对联苯三酚自氧化具有抑制作用。提示蕨麻多糖具有抗氧化作用。（陈炅然、王琴：《蕨麻多糖的提取及其清除自由基的作用》）

6. 抗应激作用。蕨麻能提高小鼠的运动能力，明显延长小鼠游泳耗竭时间，表明蕨麻具有抗疲劳作用。蕨麻能降低小鼠在 -8℃、3 小时条件下的死亡率，提示蕨麻具有抗寒冷作用。蕨麻还有延长小鼠在常压缺氧条件下的生存时间功用。（陶元清、王中东、蔡进芬：《蕨麻对小鼠抗应激能力的影响》）

从近年来对蕨麻化学成分的研究可看出，着重转向了对蕨麻新化合物及其多糖的研究；药理研究加强了对蕨麻的免疫功能、抗氧化作用的研究，而蕨麻的抗应激作用只是初步从宏观水平观察了蕨麻对小鼠在疲劳、缺氧和寒冷等应激状态下的作用。今后有待进一步研究其作用机理，用现代技术寻找其可能含有的抗应激的功能因子。蕨麻是药食两用品，资源丰富，药用保健价值颇高，开发利用潜力巨大，2007 年度国家自然科学基金还特别资助了"藏药蕨麻抗慢性肝炎作用机理的研究"课题，足见国家的重视程度。在此基础上，我国应扩大药源，研究出蕨麻更多的药理作用，使之能走向世界。

（五）灯盏花

灯盏花是菊科植物短葶飞蓬 Erigeron breviscapus（Vant.）Hand-Mazz 的干燥全草，又名灯盏细辛、东菊，主要分布于我国西南地区，尤以云南较多。首载于《滇南本草》,《中国药典》1977年版一部曾予收载。灯盏花性寒、微苦、甘温辛，具有微寒解毒、祛风除湿、活血化瘀、通经活络、消炎止痛的功效。目前灯盏花注射液在临床上除主要用于心脑血管系统疾病外，在糖尿病、肾病、颈性眩晕、老年性疾病的治疗上也有较好的疗效。

灯盏花高 20 － 30 厘米。根状茎木质，粗厚或扭成块状，斜升或横走，分枝或不分枝，具纤维状根，颈部常被残叶的基部。茎数个或单生，高 5 － 50 厘米，基部径 1 － 1.5 毫米，直立，或基部略弯，绿色或稀紫色，具明显的条纹，不分枝，或有时有少数（2 － 4 个）分枝，被疏或较密的短硬毛，杂有短贴毛和头状具柄腺毛，上部毛较密。叶主要集中于基部，基部叶密集，莲座状，花期生存，倒卵状披针形或宽匙形，长 1.5 － 11 厘米，宽 0.5 － 2.5 厘米，全缘，顶端钝或圆形，具小尖头，基部渐狭或急狭成具翅的柄，具 3 脉，两面被密或疏，边缘被较密的短硬毛，杂有不明显的腺毛，极少近无毛；茎叶少数，2 － 4 个少有无，无柄，狭长圆状披针

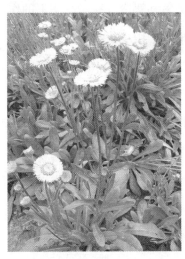

灯盏花

形或狭披针形，长 1 － 4 厘米，宽 0.5 － 1 厘米，顶端钝或稍尖，基部半抱茎，上部叶渐小，线形。头状花序径 2 － 2.8 厘米，单生于茎或分枝的顶端，总苞半球形，长 0.5 － 0.8 厘米，宽 1 － 1.5 厘米，总苞片 3 层，线状披针形，长 8 毫米，宽约 1 毫米，顶端尖，长于花盘或与花盘等长，绿色，或上顶紫红色，外层较短，背面被密或疏的短硬毛，杂有较密的短贴毛和头状具柄腺毛，内层具狭膜质的边缘，近无毛。外围的雌花舌状，3 层，长 10 － 12 毫米，宽 0.8 － 1 毫米，舌片开展，蓝色或粉紫色，平，管部长 2 － 2.5 毫米，上部被疏短毛，顶端全缘；中央的两性花管状，黄色，长 3.5 － 4 毫米，管部长约 1.5 毫米，檐部窄漏斗形，中部被疏微毛，裂片无毛；花药伸出花冠；瘦果狭长圆形，长 1.5 毫米，扁压，背面常具 1 肋，被密短毛；冠毛淡褐色，2 层，刚毛状，外层极短，内层长约 4 毫米。花期 3 － 10 月。

关于灯盏花素的药理作用：

1. 大量研究表明，其保护缺血再灌注脑组织的可能机制为保护神经元与防治细胞毒性、调节血管内皮功能、缓解脑血管痉挛、改善微循环，具有降低血脂、调节免疫及减轻炎性反应、抗自由基损伤、抑制血小板凝集等作用。（杨莉：《灯盏花制剂的临床应用》）

2. 灯盏花素对肝、肾、肺损伤具有一定保护作用。灯盏花素可通过清除自由基减轻四氯化碳对大鼠肝脏的炎症反应，减轻转氨酶代谢异常及蛋白代谢的异常程度，对硒所致肝脏毒性的拮抗作用也与其清除自由基的作用有关。［Tan Z H，Yu L H，Wei H L，et al. The protective action of seutellarin against immunologial liver injury induced by concanavalin A and its effect on pro–inflammatory cytokines in mice（J）. Journal of Pharmacy and Pharmacology，2007，59（1）：115–117］

3. 居文政等人分别从离体研究和整体研究两方面综述了对灯盏乙素的药动学研究结果，发现灯盏乙素在动物和人体内的绝对生物利用度均较低。（居文政、许美娟、谈恒山 :《灯盏乙素药动学研究进展》）

4. 灯盏花素还广泛应用于临床治疗其他疾病，包括治疗一些糖尿病并发症、慢性肾脏疾病、低氧性肺动脉高压、慢性肺源性心脏病、青光眼、类风湿性关节炎及肝功能损害等。（杨莉 :《灯盏花制剂的临床应用》）

灯盏花素在治疗脑血栓、脑缺血、脑血管后遗症及对抗血小板凝聚等方面有较好的疗效，在临床应用方面已经被深入研究和推广应用。2011 年浙江中医药大学的课题"灯盏花素微球型鼻腔黏附给药系统的构建与评价"，获得 2011 年度教育部科学技术研究重点项目的资助，标志着灯盏花的研究已经开始广受关注。因此，对灯盏乙素进行结构改造以获得活性更强、生物利用度更高的结构类似物，具有重要意义和广阔前景，也是今后世界医学研究的重点。

　　总而言之，中国还有很多药草的药效非常好，在这里我们无法一一罗列，只希望它们能像青蒿和青蒿素一样引起全世界人的关注，最终为人类的健康做出新的贡献，这是获得诺奖的屠呦呦以及所有中国人的期望。

附录一：屠呦呦简历

屠呦呦：女，1930年12月30日出生于浙江省宁波市，祖籍浙江省宁波鄞县（今鄞州地区）。我国杰出的药学家，主要从事中药和中西药结合研究，是中国中医研究院终身研究员兼首席研究员，青蒿素研究开发中心主任。其突出性贡献是研制了新型抗疟药物青蒿素和双氢青蒿素。2011年获得拉斯克医学奖临床学研究奖，2015年获得诺贝尔医学奖。

1951年，屠呦呦考入北京大学医学院（现为北京大学医学部）药学系。1955年毕业分配到中医研究院中药研究所工作至今。1956年，刚参加工作的屠呦呦凭借对半边莲和中药银柴胡的生药学研究，有效地防治了血吸虫病，在1958年被评为卫生部社会主义建设积极分子，其两项相关成果被收入《中药志》。屠呦呦参与编撰的《中药炮炙经验集成》一书在1978年获得卫生部医药卫生科技大会成果奖。后因青蒿素的研究，获得全国科学大会"国家重大科技成果奖"。

　　1979 年，屠呦呦担任中国中医研究院中药研究所副研究员，并获得国家科委授予的国家发明奖二等奖。随后，屠呦呦又陆续获得由中华医学会评定的"建国 35 年以来 20 项重大医药科技成果"奖（1984 年）和由世界文化理事会授予的阿尔伯特·爱因斯坦世界科学奖状。1985 年，屠呦呦担任了中国中医研究院中药研究所研究员。1992 年，屠呦呦连续获得了中医药管理局科技进步一等奖、国家科委评定的"全国十大科技成就奖"以及中国中医研究院授予的最高荣誉奖和终身研究员称号。1997 年获得了卫生部评的"新中国十大卫生成就"奖。

　　屠呦呦著述颇丰，主要著作有 :《银柴胡》（见中国医学科学院等主编《中药志》第二册，人民卫生出版社 1959）、《青蒿及青蒿素类药物》（化学工业出版社 2009），与楼之岑合著《半边莲的生药学研究》（见《中药鉴定参考资料》第一集，人民卫生出版社 1958），参与编写《中药炮炙经验集成》（人民卫生出版社 1963）、《青蒿》（见中国医学科学院等主编《中药志》第四册，人民卫生出版社 1988）等，另有多篇论文发表。

附录二：全部年份青蒿/青蒿素热门被引用文献（前30篇）

序号	文献名称	作者	文献来源	发表时间	被引频次
1	一种新型的倍半萜内酯——青蒿素	青蒿素结构研究协作组	科学通报	1977-02-15	139
2	Ri质粒转化的青蒿发根培养及青蒿素的生物合成	蔡国琴、李国珍、叶和春、李国凤	生物工程学报	1995-10-23	132
3	黄花蒿优质种质资源的研究	钟国跃、周华蓉、凌云、胡鸣、赵萍萍	中草药	1998-04-15	125
4	青蒿素(Arteannuin)的结构和反应	刘静明、倪慕云、樊菊芬、屠呦呦、吴照华、吴毓林、周维善	化学学报	1979-03-02	101
5	青蒿提取物抗内毒素实验研究	谭余庆、赵一、林启云、杨品纯、尹雪曼、谢干琼	中国中药杂志	1999-03-25	96
6	微波辅助提取青蒿素的研究	韩伟、郝金玉、薛伯勇、叶飞、邓修	中成药	2002-02-25	87
7	发根培养技术在植物次生代谢物生产中的应用	戴均贵、朱蔚华	植物生理学通讯	1999-02-15	87
8	青蒿素研究进展	刘春朝、王玉春、欧阳藩、叶和春、李国凤	化学进展	1999-03-24	81
9	青蒿素对人白血病细胞株和原代细胞的影响	周晋、孟然、李丽敏、刘影、宝馨、杨宝峰、李	中华内科杂志	2003-10-20	79
10	青蒿最佳采收时期、采收部位和干燥方式的实验研究	钟凤林、陈和荣、陈敏	中国中药杂志	1997-07-25	79

续表

序号	文献名称	作者	文献来源	发表时间	被引频次
11	青蒿素诱导K562细胞凋亡研究	董海鹰，王知非，宋维华，王玲，杨宝峰	中国肿瘤	2003-08-25	78
12	冬虫夏草和青蒿素抑制根治性肾炎复发的研究	卢岚	中国中西医结合杂志	2002-03-20	73
13	中药青蒿化学成分的研究 I	屠呦呦，倪慕云，钟裕容，李兰娜，崔淑莲，张慕群，王秀珍，梁晓天	药学学报	1981-05-31	72
14	青蒿素和青蒿琥酯对人乳腺癌MCF-7细胞的体外抑制作用比较研究	林芳，钱之玉，薛红卫，丁健，林莉萍	中草药	2003-04-25	71
15	二氢青蒿素对人乳腺癌MCF-7细胞的体外抑制作用	林芳，钱之玉，丁健，林莉萍	中国药科大学学报	2002-12-30	71
16	青蒿素抗心律失常作用及机制	李宝馨，杨宝峰，徐长庆，罗大力，何树庄	中国药理学通报	1999-10-25	71
17	青蒿素类药物的研究现状	李国栋，周全，赵长文，瞿逢伊，黄立峰	中国药学杂志	1998-07-08	69
18	超声波法用于强化石油醚提取青蒿素	赵兵，王玉春，吴江，欧阳藩	化工冶金	2000-07-15	68
19	不同栽培措施对黄花蒿产量和青蒿素含量的影响	韦霄，李锋，许成琼，傅秀红	广西科学院学报	1999-09-30	62
20	中药青蒿的生态生理及其综合利用	王三根，梁颖	中国野生植物资源	2003-10-25	60

续表

序号	文献名称	作者	文献来源	发表时间	被引频次
21	中药青蒿的生理生化特征及其研究进展	耿飒，叶和春，李国凤，麻密	应用与环境生物学报	2002-02-28	60
22	双氢青蒿素对卡氏肺孢子虫超微结构的影响	叶彬，陈雅棠，刘成伟	中国人兽共患病杂志	2000-08-20	60
23	中药药效物质基础的系统研究是中药现代化的关键	王智民	中国中药杂志	2003-12-25	59
24	青蒿素类药物的药理作用研究进展	谭涛，秦宗会，谭蓉	中国药业	2009-02-05	58
25	黄花蒿中青蒿素的微波辅助提取	郝金玉，韩伟，施超欧，邓修	中国医药工业杂志	2002-08-20	57
26	蒿属药用植物药理活性研究进展	戴小军，刘延庆，梅全喜	中药材	2005-03-25	56
27	中草药免疫初探	徐延震	山东农业大学学报	1995-03-30	56
28	青蒿素研究进展	李伟，石崇荣	中国药房	2003-02-28	55
29	青蒿素局部治疗增殖性瘢痕临床观测	贺光照，黄崇本，张代录，张春勇，果磊	重庆医科大学学报	1998-08-30	55
30	我国恶性疟原虫对抗疟药敏感性的现状	刘德全，刘瑞君，蔡贤铮，唐铣，杨恒林，杨品芳，童苏	中国寄生虫学与寄生虫病杂志	1996-02-15	55

附录三：近一年青蒿/青蒿素的热门下载文章（前30篇）

序号	文献名称	作者	文献来源	发表时间	下载频次
1	青蒿素的合成生物学研究进展	孔建强，王伟，程克棣，朱平	药学学报	2013-02-12	970
2	青蒿素研究进展	刘春朝，王玉春，欧阳藩，叶和春，李国凤	化学进展	1999-03-24	706
3	青蒿素的发现与研究进展	卢义钦	生命科学研究	2012-06-30	501
4	青蒿素合成生物学及代谢工程研究进展	曾庆平，鲍飞	科学通报	2011-09-25	395
5	青蒿中青蒿素提取工艺研究进展	梁晓媛，李隆云，白志川	重庆理工大学学报(自然科学)	2013-02-15	368
6	硅胶柱层纯化青蒿素	胡荣，钱国平，苏国根，鲍宗必，任其龙	华西药学杂志	2005-08-26	352
7	青蒿素国内研究进展	梅林，石开云，苏建华，查忠勇，刘凌云	激光杂志	2008-06-15	310
8	青蒿素类药物研究进展	刘宗磊，杨柏林	中国病原生物学杂志	2014-02-21 10:44	306
9	青蒿素的化学合成研究进展	付彦辉，钟俊，罗素琴，侯庆，伟，王国成，战明哲	中国药学杂志	2014-05-22	300
10	青蒿素类药物的研究现状	李国栋，周全，赵长文，伊，瞿逢伊，黄立峰	中国药学杂志	1998-07-08	291

续表

序号	文献名称	作者	文献来源	发表时间	下载频次
11	青蒿素生物合成与基因工程研究进展	刘万宏，黄玺，张巧卓	中草药	2012-12-19 16:41	290
12	青蒿素生物合成研究进展	孔建强，王伟，朱平，程克棣	中国药学杂志	2008-06-08	257
13	全球价值链下构建中国中药产业竞争优势——基于中国青蒿素产业的实证研究	吕文栋，逯春明，张辉	管理世界	2005-04-15	206
14	青蒿素提取与检测工艺的研究进展	廖巧，龙世平，杨春贤	安徽农业科学	2012-10-01	205
15	青蒿素及其衍生物药理作用研究有关进展	李斌，周红	中国临床药理学与治疗学	2010-05-26	202
16	青蒿素及其衍生物的抗疟研究进展	韩利平，黄强，曾丽艳，钟扬，卫海滨，南蓬	自然科学进展	2009-01-15	194
17	"523任务"与青蒿素发现的历史探究	黎润红，饶毅，张大庆	自然辩证法通讯	2013-02-10	170
18	青蒿素生物合成途径基因组织表达分析与青蒿素积累研究	向礼恩，严铮辉，王贵君，刘万宏，唐克轩，廖志华	中国中药杂志	2012-05-01	170
19	索氏提取法提取青蒿挥发油的研究	张丽勇	中国医药指南	2011-08-30	167
20	中药青蒿化学成分与种植研究现状	张秋红，朱子微，李晋，常艳旭	中国医药导报	2011-07-05	167

续表

序号	文献名称	作者	文献来源	发表时间	下载频次
21	青蒿中青蒿素提取工艺的优化及含量测定	杨家庆、林燕芳、詹利之、张美义、黄荣岗	广东药学院学报	2012-02-17 23:01	166
22	青蒿素类药物抗肿瘤作用机制研究概况	张晓红	中医学报	2014-01-01	166
23	青蒿研究进展	胡媛	海峡药学	2010-11-15	164
24	青蒿中黄酮类化合物的提取及其抗氧化性研究	黄红英、邓斌、张晓军、余瑞金	安徽农业科学	2009-03-01	162
25	青蒿素类衍生物结构修饰研究进展	路娟、陈莉、房善晗、宗传杰、陈曦	中医药信息	2014-07-10	159
26	青蒿素及其衍生物毒理学研究进展	尹纪业、王和枚、丁日高	中国药理学与毒理学杂志	2014-04-15	157
27	活性氧在青蒿素及其衍生物抗肿瘤作用机制中的研究进展	母佩、张厚德、杜翼晖	当代医学	2013-06-05	155
28	青蒿素类有效成分的提取分离技术研究进展	赵天明、徐溢、盛静、段艳英	中成药	2010-07-20	152
29	青蒿素类药物的作用机制:一个长久未决的基础研究挑战	孙辰、李坚、周兵	中国科学:生命科学	2012-05-20	150
30	双氢青蒿素诱导前列腺癌PC-3细胞凋亡及其机制研究	高小羚、罗子国、王丕龙、李庆春	中草药	2010-01-12	145

附录四：历年诺贝尔生理学或医学奖得主

时间	得主	国家	得奖原因
1901年	埃米尔·阿道夫·冯·贝林	德国	对血清疗法的研究，特别是在治疗白喉应用上的贡献，由此开辟了医学领域研究的新途径，也因此使得医生手中有了对抗疾病和死亡的有力武器
1902年	罗纳德·罗斯	英国	在疟疾研究上的工作，由此显示了疟疾如何进入生物体，也因此为成功地研究这一疾病以及对抗这一疾病的方法奠定了基础
1903年	尼尔斯·吕贝里·芬森	丹麦	在利用集中的光辐射治疗疾病，特别是寻常很疮方面的贡献，由此开辟了医学研究的新途径
1904年	伊万·巴甫洛夫·科赫	俄罗斯	在消化的生理学研究上的工作，这一主题的重要方面的知识由此被转化和扩增
1905年	罗伯特·科赫	德国	对结核病的相关研究和发现
1906年	卡米洛·高尔基	意大利	在神经系统结构研究上的工作
	圣地亚哥·拉蒙－卡哈尔	西班牙	
1907年	夏尔·路易·阿方斯·拉韦朗	法国	对原生动物在致病中的作用的研究
1908年	伊拉·伊里奇·梅契尼科夫	俄罗斯	在免疫性研究上的工作
	保罗·埃尔利希	德国	
1909年	埃米尔·特奥多尔·科赫尔	瑞士	对甲状腺的生理学、病理学以及外科学上的研究

续表

时间	得主	国家	得奖原因
1910年	阿尔布雷希特·科塞尔	德国	通过对包括细胞核物质在内的蛋白质的研究，为了解细胞化学做出的贡献
1911年	阿尔瓦·古尔斯特兰德	瑞典	在眼睛屈光学研究上的工作
1912年	亚历克西·卡雷尔	法国	在血管结构以及血管和器官移植研究上的工作
1913年	夏尔·罗贝尔·里歇	法国	在过敏反应研究上的工作
1914年	罗伯特·巴拉尼	奥地利	在内耳前庭器官的生理学与病理学研究上的工作
1919年	朱尔·博尔代	比利时	免疫学方面的发现
1920年	奥古斯特·克罗	丹麦	发现毛细血管运动的调节机理
1922年	阿奇博尔德·希尔	英国	在肌肉产生热量上的发现
1922年	奥托·迈尔霍夫	德国	发现肌肉中氧的消耗和乳酸代谢之间的固定关系
1923年	弗雷德里克·格兰特·班廷	加拿大	发现胰岛素
1923年	约翰·麦克劳德	加拿大	
1924年	威廉·埃因托芬	荷兰	发明心电图装置
1926年	约翰尼斯·菲比格	丹麦	发现鼠癌
1927年	朱利叶斯·瓦格纳-尧雷格	奥地利	发现在治疗麻痹性痴呆过程中疟疾接种疗法的治疗价值
1928年	查尔斯·尼科尔	法国	在斑疹伤寒研究上的工作

续表

时间	得主	国家	得奖原因
1929年	克里斯蒂安·艾克曼	荷兰	发现抗神经炎的维生素
	弗雷德里克·霍普金斯	英国	发现刺激生长的维生素
1930年	卡尔·兰德施泰纳	奥地利	发现人类的血型
1931年	奥托·海因里希·瓦尔堡	德国	发现呼吸酶的性质和作用方式
1932年	查尔斯·斯科特·谢灵顿	英国	发现神经元的相关功能
	埃德加·阿德里安	英国	
1933年	托马斯·亨特·摩尔根	美国	发现遗传中染色体所起的作用
1934年	乔治·惠普尔	美国	发现贫血的肝脏治疗法
	乔治·迈诺特	美国	
	威廉·莫菲	美国	
1935年	汉斯·斯佩曼	德国	发现胚胎发育中的组织者（胚胎发育中起中心作用的胚胎区域）效应
1936年	亨利·哈利特·戴尔	英国	神经冲动的化学传递的相关发现
	奥托·勒维	奥地利	
1937年	圣捷尔吉·阿尔伯特	匈牙利	与生物燃烧过程有关的发现，特别是关于维生素C和延胡索酸的催化作用

续表

时间	得主	国家	得奖原因
1938年	海门斯	比利时	发现窦和主动脉机制在呼吸调节中所起的作用
1939年	格哈德·多马克	德国	发现百浪多息（一种磺胺类药物）的抗菌效果
1943年	亨利克·达姆	丹麦	发现维生素K
1943年	爱德华·阿德尔伯特·多伊西	美国	发现维生素K的化学性质
1944年	约瑟夫·厄尔兰格	美国	发现单神经纤维的高度分化功能
1944年	赫伯特·斯潘塞·加塞	美国	
1945年	亚历山大·弗莱明	英国	发现青霉素及其对各种传染病的疗效
1945年	恩斯特·伯利斯·柴恩	英国	
1945年	霍华德·弗洛里	澳大利亚	
1946年	赫尔曼·约瑟夫·马勒	美国	发现用X射线辐射的方法能够产生突变
1947年	卡尔·斐迪南·科里	美国	发现糖原的催化转化原因
1947年	格蒂·特蕾莎·科里	美国	
1947年	贝尔纳多·奥赛	阿根廷	发现垂体前叶激素在糖代谢中的作用
1948年	保罗·赫尔曼·穆勒	瑞士	发现DDT是一种高效杀死多类节肢动物的接触性毒药

续表

时间	得主	国家	得奖原因
1949年	瓦尔特·鲁道夫·赫斯	瑞士	发现间脑的功能性组织对内脏活动的调节功能
	安东尼奥·埃加斯·莫尼斯	葡萄牙	发现前脑叶白质切除术对特定重性精神病患者的治疗效果
1950年	菲利普·肖瓦特·亨奇	美国	发现肾上腺皮质激素及其结构和生物效应
	爱德华·卡尔文·肯德尔	美国	
	塔德乌什·赖希施泰因	瑞士	
1951年	马克斯·泰累尔	南非	黄热病及其治疗方法上的发现
1952年	赛尔曼·A·瓦克斯曼	美国	发现链霉素，第一个有效对抗核病的抗生素
1953年	汉斯·阿道夫·克雷布斯	英国	发现柠檬酸循环
	弗里茨·阿尔贝特·李普曼	美国	发现辅酶A及其对中间代谢的重要性
1954年	约翰·富兰克林·恩德斯	美国	发现脊髓灰质炎病毒在各种组织培养基中的生长能力
	弗雷德里克·查普曼·罗宾斯	美国	
	托马斯·哈克尔·韦勒	美国	
1955年	阿克塞尔·胡戈·特奥多尔·特奥雷尔	瑞典	发现氧化酶的性质和作用方式

续表

时间	得主	国家	得奖原因
1956年	安德列·弗雷德里克·考南德	美国	心脏导管术及其在循环系统的病理变化方面的发现
	沃纳·福斯曼	德国	
	迪金森·伍德拉夫·理查兹	美国	
1957年	达尼埃尔·博韦	意大利	发现抑制某些机体物质作用的合成化合物，特别是对血管系统和骨骼肌的作用
1958年	乔治·韦尔斯·比德尔	美国	基因能调节生物体内的化学反应
	爱德华·劳里·塔特姆	美国	
	乔舒亚·莱德伯格	美国	发现细菌遗传物质的基因重组和组织
1959年	阿瑟·科恩伯格	美国	发现核糖核酸和脱氧核糖核酸的生物合成机制
	塞韦罗·奥乔亚	美国	
1960年	弗兰克·麦克法兰·伯内特	澳大利亚	发现获得性免疫耐受
	彼得·梅达沃	英国	
1961年	盖欧尔格·冯·贝凯希	美国	发现耳蜗内刺激的物理机理
1962年	佛朗西斯·克里克	英国	发现核酸的分子结构及其对生物中信息传递的重要性
	詹姆斯·杜威·沃森	美国	
	莫里斯·威尔金斯	英国	

续表

时间	得主	国家	得奖原因
1963年	约翰·卡鲁·埃克尔斯	澳大利亚	发现在神经细胞膜的外围和中心部位与神经兴奋和抑制有关的离子机理
	艾伦·劳埃德·霍奇金	英国	
	安德鲁·赫胥黎	英国	
1964年	康拉德·布洛赫	美国	发现胆固醇和脂肪酸的代谢机理和调控作用
	费奥多尔·吕嫩	德国	
1965年	方斯华·贾克柏	法国	在酶和病毒合成的遗传控制中的发现
	安德列·利沃夫	法国	
	贾克·莫诺	法国	
1966年	裴顿·劳斯	美国	发现诱导肿瘤的病毒
	查尔斯·布兰顿·哈金斯	美国	发现前列腺癌的激素疗法
1967年	拉格纳·格拉尼特	瑞典	发现眼睛的初级生理及化学视觉过程
	霍尔登·凯弗·哈特兰	美国	
	乔治·沃尔德	美国	

续表

时间	得主	国家	得奖原因
1968年	罗伯特·W·霍利	美国	破解遗传密码并阐释其在蛋白质合成中的作用
	哈尔·葛宾·科拉纳	美国	
	马歇尔·沃伦·尼伦伯格	美国	
1969年	马克斯·德尔布吕克	美国	发现病毒的复制机理和遗传结构
	阿弗雷德·赫希	美国	
	萨尔瓦多·卢瑞亚	美国	
1970年	朱利叶斯·阿克塞尔罗德	美国	发现神经末梢中的体液性传递物质及其贮存、释放和抑制机理
	乌尔夫·冯·奥伊勒	瑞典	
	伯纳德·卡茨	英国	
1971年	埃鲁·威尔布尔·苏德兰	美国	发现激素的作用机理
1972年	杰拉尔德·埃德尔曼	美国	发现抗体的化学结构
	罗德尼·罗伯特·波特	英国	
1973年	卡尔·冯·弗利	奥地利	发现个体与社会性行为模式的组织和引发
	康拉德·洛伦兹	奥地利	
	尼可拉斯·庭伯根	英国	

续表

时间	得主	国家	得奖原因
1974年	阿尔伯特·克劳德	比利时	细胞的结构和功能组织方面的发现
	克里斯汀·德·迪夫	比利时	
	乔治·埃米尔·帕拉德	美国	
1975年	戴维·巴尔的摩	美国	发现肿瘤病毒和细胞的遗传物质之间的相互作用
	罗纳托·杜尔贝科	美国	
	霍华德·马丁·特明	美国	
1976年	巴鲁克·塞缪尔·布隆伯格	美国	发现传染病产生和传播的新机理
	丹尼尔·卡尔顿·盖杜谢克	美国	
1977年	罗歇·吉耶曼	美国	发现大脑分泌的肽类激素
	安德鲁·沙利	美国	
	罗莎琳·萨斯曼·耶洛	美国	开发肽类激素的放射免疫分析法
1978年	沃纳·亚伯	瑞士	发现限制性内切酶及其在分子遗传学方面的应用
	丹尼尔·那森斯	美国	
	汉弥尔顿·史密斯	美国	

续表

时间	得主	国家	得奖原因
1979年	阿兰·麦克莱德·科马克	美国	开发计算机辅助的断层扫描技术
	高弗雷·豪斯费尔德	英国	
1980年	巴茹·贝纳塞拉夫	美国	发现调节免疫反应的细胞表面受体的遗传结构
	让·多塞	法国	
	乔治·斯内尔	美国	
1981年	罗杰·斯佩里	美国	发现大脑半球的功能性分工
	大卫·休伯尔	美国	发现视觉系统的信息加工
	托斯坦·维厄瑟尔	瑞典	
1982年	苏恩·伯格斯特龙	瑞典	发现前列腺素及其相关的生物活性物质
	本格特·萨米尔松	瑞典	
	约翰·范恩	英国	
1983年	巴巴拉·麦克林托克	美国	发现可移动的遗传元素
1984年	尼尔斯·杰尼	丹麦	关于免疫系统的发育和控制特异性的理论，以及发现单克隆抗体产生的原理
	乔治斯·克勒	德国	
	色萨·米尔斯坦	英国	

续表

时间	得主	国家	得奖原因
1985年	麦可·布朗	美国	在胆固醇代谢的调控方面的发现
	约瑟夫·里欧纳德·戈尔茨坦	美国	
1986年	斯坦利·科恩	美国	发现生长因子
	丽塔·列维蒙塔尔奇尼	意大利	
1987年	利根川进	日本	发现抗体多样性产生的遗传学原理
1988年	詹姆士·W·布拉克爵士	英国	发现药物治疗的重要原理
	格特鲁德·B·埃利恩	美国	
	乔治·希青斯	美国	
1989年	迈克尔·毕晓普	美国	发现反转录病毒致癌基因的细胞来源
	哈罗德·瓦慕斯	美国	
1990年	约瑟夫·默里	美国	发明应用于人类疾病治疗的器官和细胞移植术
	唐纳尔·托马斯	美国	
1991年	厄温·内尔	德国	发现细胞中单离子通道的功能
	伯特·萨克曼	德国	

续表

时间	得主	国家	得奖原因
1992年	埃德蒙·费希尔	美国	发现的可逆的蛋白质磷酸化作用是一种生物调节机制
	埃德温·克雷布斯	美国	
1993年	理察·罗伯茨	英国	发现断裂基因
	菲利普·夏普	美国	
1994年	艾尔弗列·古曼·吉尔曼	美国	发现G蛋白及其在细胞中的信号传导作用
	马丁·罗德贝尔	美国	
1995年	爱德华·路易斯	美国	发现早期胚胎发育中的遗传调控机理
	克里斯汀·纽斯林-沃尔哈德	德国	
	艾瑞克·威斯乔斯	美国	
1996年	彼得·杜赫提	澳大利亚	发现细胞介导的免疫防御特性
	罗夫·辛克纳吉	瑞士	
1997年	史坦利·布鲁希纳	美国	发现朊病毒——传染的一种新的生物学原理
1998年	罗伯·佛契哥特	美国	发现在心血管系统中起信号分子作用的氧化亚氮
	路易斯·路伊格纳洛	美国	
	费瑞·慕拉德	美国	

续表

时间	得主	国家	得奖原因
1999年	古特·布洛伯尔	美国	发现蛋白质具有内在信号以控制其在细胞内的传递和定位
2000年	阿尔维德·卡尔森	瑞典	发现神经系统中的信号传导
	保罗·格林加德	美国	
	艾瑞克·坎德尔	美国	
2001年	利兰·哈特韦尔	美国	发现细胞周期的关键调节因子
	蒂姆·亨特	英国	
	保罗·纳斯	英国	
2002年	悉尼·布伦纳	英国	发现器官发育和细胞程序性死亡的遗传调控机理
	H·罗伯特·霍维茨	美国	
	约翰·E·苏尔斯顿	英国	
2003年	保罗·劳特伯	美国	在核磁共振成像方面的发现
	彼得·曼斯菲尔德	英国	
2004年	理查德·阿克塞尔	美国	发现嗅觉受体和嗅觉系统的组织方式
	琳达·巴克	美国	

续表

时间	得主	国家	得奖原因
2005年	巴里·马歇尔	澳大利亚	发现幽门螺杆菌及其在胃炎和胃溃疡中所起的作用
	罗宾·沃伦	澳大利亚	
2006年	安德鲁·法厄	美国	发现了RNA干扰——双链RNA引发的沉默现象
	克雷格·梅洛	美国	
2007年	马里奥·卡佩奇	美国	在利用胚胎干细胞引入特异性基因修饰的原理上的发现
	马丁·埃文斯	英国	
	奥利弗·史密斯	美国	
2008年	哈拉尔德·楚尔·豪森	德国	发现了导致子宫颈癌的人乳头状瘤病毒
	弗朗索瓦丝·巴尔-西诺西	法国	发现人类免疫缺陷病毒（即艾滋病毒）
	吕克·蒙塔尼	法国	
2009年	伊丽莎白·布莱克本	澳大利亚	发现端粒和端粒酶如何保护染色体
	卡罗尔·格雷德	美国	
	杰克·绍斯塔克	英国	
2010年	罗伯特·杰弗里·爱德华兹	英国	因在试管婴儿方面的研究获奖

续表

时间	得主	国家	得奖原因
2011年	布鲁斯·巴特勒	美国	他们对于先天免疫机制激活的发现
	朱尔斯·霍尔曼	法国	
	拉尔夫·斯坦曼	美国	他发现树突细胞和其在获得性免疫中的作用
2012年	约翰·格登	英国	发现成熟细胞可被重写成多功能细胞
	山中伸弥	日本	
2013年	詹姆斯·E·罗斯曼	美国	在细胞内运输系统领域的新发现，三人发现了细胞囊泡交通的运行与调节机制。
	兰迪-W.谢克曼	美国	
	托马斯-C.苏德霍夫	德国	
2014年	约翰·奥基夫	英国	发现构成大脑定位系统的细胞
	梅·布莱特·莫索尔	挪威	
	爱德华·莫索尔	挪威	
2015年	威廉·C·坎贝尔	爱尔兰	发现治疗蛔虫寄生虫新疗法
	大村智	日本	
	屠呦呦	中国	发现治疗疟疾的新疗法

参考文献

［1］黎润红．"523 任务"与青蒿抗疟作用的再发现．中国科技史杂志．第
　　32 卷第 4 期（2011 年）：488 － 500

［2］王乐．本末源流论青蒿．中国科技术语．2011 年第 6 期

［3］蔡仲德．杰出的中药学家屠呦呦．中国中药杂志．1995 年第 20 卷第
　　5 期

［4］黄松平，屈婷婷．自然辩证法研究．第 30 卷第 5 期 2014 年 5 月

［5］黄松平，朱亚宗．科技发明权与屠呦呦青蒿素发现争端的化解．自然
　　辩证法研究．第 28 卷第 1 期 2012 年 1 月

［6］许苹．漫话青蒿素．科技视野．2005 年第 14 卷第 12 期

［7］胡世林．青蒿的本草考证．亚太传统医药．2006 年第 1 期

［8］吴毓林．青蒿素——历史和现实的启示．化学进展．第 21 卷第 11 期
　　2009 年 11 月

［9］庞诚．青蒿素——书写 21 世纪的传奇．科学前沿．2006

［10］熊言林，曹玉宁．青蒿素的发现及其获奖启示．化学教育．2013 年第
　　2 期

［11］阮栋梁，王丰玲，张英锋，郑向军．青蒿素的制备、用途和展望．渤
　　海大学学报（自然科学版）．第 28 卷第 2 期 2007 年 6 月

［12］叶祖光，李思迪．青蒿素类抗疟药作用机理研究述评．中国中医药信
　　息杂志．2014 年 9 月第 21 卷第 9 期

［13］王满元 . 青蒿素类药物的发展历史 . 自然杂志 . 第 34 卷第 1 期

［14］郭燕，王俊，陈正堂 . 青蒿素类药物的药理作用新进展 . 中国临床药理学与治疗学 . 2006 Jun;11(6):615 － 620

［15］刘春朝，王玉春，欧阳藩 . 青蒿素研究进展 . 化学进展 . 第 11 卷第 1 期 1999 年 2 月

［16］梁晓媛，李隆云，白志川 . 青蒿中青蒿素提取工艺研究进展 . 重庆理工大学学报（自然科学）. 第 27 卷第 2 期

［17］丁焕新，李镜锋，陈旭明，李立 . 天然药物青蒿素及其衍生物的作用机理研究进展 . 中国普外基础与临床杂志 . 2010 年 5 月第 17 卷第 5 期

［18］张田勘 . 应对青蒿素耐药危机 . 中国医药报 . 2015 年 1 月 20 日第 006 版

［19］李正风，张改珍 . 科学奖励中的个人与集体——以青蒿素获奖引发争论事件为例 . 科学学研究 . 第 33 卷第 6 期 2015 年 6 月

［20］马晓毅 . 中国青蒿素是非洲穷人的救命药 . 光明日报 . 2007 年 1 月 23 日第 008 版

［21］张文虎 . 屠呦呦和青蒿素的发现 . 工程研究 . 第 4 卷